Mimetische Interaktion und Sensorische Integration

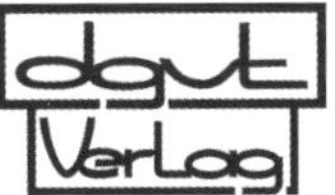

Phoebe Caldwell

unter Mitarbeit von Jane Horwood

Mimetische Interaktion und Sensorische Integration

Ein Praxisbuch für alle, die Menschen mit schweren Autismus-Spektrum-Störungen betreuen

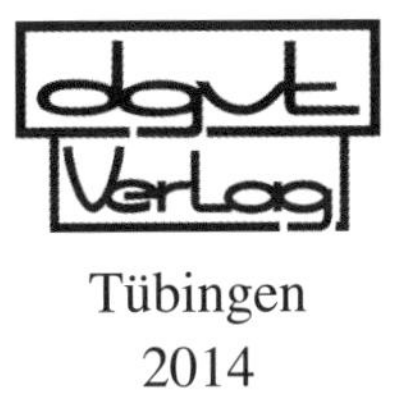

Tübingen
2014

Aus dem Englischen übersetzt von Anja Graf, Berlin

Die Originalausgabe erschien unter dem Titel: Using Intensive Interaction and Sensory Integration. A Handbook for Those who Support People with Severe Autistic Spectrum Disorder

Bibliografische Information der Deutschen Nationalbibliothek
Die Deutsche Nationalbibliothek verzeichnet diese Publikation in der Deutschen Nationalbibliografie; detaillierte bibliografische Daten sind im Internet über http://dnb.d-nb.de abrufbar.

Im Sudhaus
Hechinger Straße 203
72072 Tübingen

E-Mail: dgvt-Verlag@dgvt.de
Internet: www.dgvt-Verlag.de

Umschlagfoto: fotolia.com, © Danilo Rizzuti
Umschlaggestaltung: Vogelsang Design, Jens Vogelsang, Aachen
Layout: VMR, Monika Rohde, Leipzig
Belichtung: KOPP – desktopmedia, Nufringen
Druck: Druckerei Deile GmbH, Tübingen
Bindung: Nädele Verlags- und Industriebuchbinderei, Nehren

ISBN 978-3-87159-286-7

Inhalt

Einleitung

Inhalt des Kapitels

- ✯ Kommunikation mit Menschen, die mit schweren Autismus-Spektrum-Störungen leben
- ✯ Die Verwendung von Körpersprache
- ✯ Eine autismusfreundliche Umgebung

Zurzeit herrscht ein reges Interesse am Thema Autismus. Es gibt inzwischen viele Bücher (diejenigen, die von Menschen mit Autismus geschrieben wurden, sind besonders hilfreich) und Filme zu diesem Thema. Meistens geht es dabei um Kinder, die innerhalb des autistischen Spektrums gute Fähigkeiten besitzen. Dieses Handbuch hingegen bietet eine einfache und praktische Methode, um Kindern und Erwachsenen mit schweren Autismus-Spektrum-Störungen (ASS) näherzukommen. Manche von ihnen haben zusätzlich schwere Lernbehinderungen, viele sprechen nicht, und einige zeigen schwieriges oder extremes Verhalten. Wir fühlen uns von diesen Menschen genauso abgeschnitten wie sie von uns.

In diesem Handbuch werden wir das Kind oder den Erwachsenen, mit dem wir zusammenarbeiten, als unseren *Kommunikationspartner* oder einfach nur als Partner bezeichnen. Die *Mimetische Interaktion* verwendet Körpersprache, um mit Kindern und Erwachsenen auf eine Art und Weise zu kommunizieren, die ihre Aufmerksamkeit und emotionale Beteiligung weckt. Die *Sensorische Integration* kreiert körperliche Empfindungen, um die Aufmerksamkeit zu fokussieren. Der Grund dafür, dass diese beiden Methoden in einem einzigen Handbuch zusammengefügt werden, besteht darin, dass diese Kombination eine extrem starke und effektive Struktur bietet, die dem verwirrten Gehirn eines autistischen Kindes oder Erwachsenen hilft sich zu orientieren. Beiden Ansätzen ist gemein, dass sie in einer Welt, die beängstigend und chaotisch erscheint, Signale einsetzen, die das Gehirn erkennt und auf die es sich konzentrieren kann. Thérèse Jolliffe (die selbst mit ASS lebt) berichtet beispielsweise, dass sie in Angst und Schrecken lebt und ihr ganzes Leben damit verbringt herauszufinden, was eigentlich genau passiert. In einer solchen Situation versuchen wir, eine „Straßenkarte" zu konstruieren, die für unseren Partner von Bedeutung ist.

Beide Autorinnen konnten aus dem, was sie voneinander gelernt haben, viel Nutzen für ihre Arbeit gewinnen. Jane hat beispielsweise festgestellt, dass sie viel schneller als gewöhnlich Zugang zu einem Kind findet, wenn sie die Mimetische Interaktion dazu verwendet, um sich auf den Bewegungsrhythmus des Kindes einzuschwingen. Phoebe wiederum hat herausgefunden, dass die Kombination von Sensorischer Integration und Köpersprache dazu führen kann, dass ihr Kommunikationspartner besser versteht, was er gerade tut und wo er sich im (dreidimensionalen) Raum befindet.

Dieses Handbuch ist selektiv. Weder wird das Thema Ernährung behandelt, noch werden all die verschiedenen pädagogischen Ansätze wie z. B. PECS (Picture Exchange Communication System) oder TEACCH (Treatment and Education of Autistic and related Communication-handicapped CHildren) verglichen, die Menschen aus dem autistischen Spektrum beibringen sollen, mit der Welt, in der sie leben, zurechtzukommen. Zum Thema Magen-Darm-Symptome, die sich bei einer Anzahl von Menschen aus dem autistischen Spektrum zeigen, vertreten wir die Auffassung, dass – genauso wie bei Menschen ohne ASS – medizinische Probleme nach medizinischen Lösungen verlangen.

Da wir keinem Menschen irgendetwas beibringen können, wenn er uns nicht zuhört, konzentrieren wir uns in diesem Handbuch darauf, wie man die Aufmerksamkeit des Kommunikationspartners auf eine Weise erweckt, die für sein Gehirn sowohl nichtinvasiv als auch faszinierend ist. Durch ihre hohe Benutzerfreundlichkeit setzt die Mimetische Interaktion Maßstäbe für andere, im strengeren Sinne pädagogische Ansätze. Die Methode behauptet nicht, ein Heilmittel für Autismus zu sein. Ihre Wirkungsweise besteht darin, eine emotionale Kommunikation aufzubauen. Sie ist für alle Beteiligten kostenlos. Viele Eltern und Betreuungspersonen von Menschen mit ASS, die die Mimetische Interaktion anwenden, sagen Sätze wie diesen: „Meine Tochter ist jetzt glücklich." Ihr Gehirn ist in der Lage, den Ereignissen in der Umwelt einen Sinn zuzuweisen, anstatt wegen eines fehlerhaften Verarbeitungssystems durcheinanderzugeraten.

Kommunikation mit Menschen, die mit schweren Autismus-Spektrum-Störungen leben

Zuerst müssen wir darüber nachdenken, was wir unter dem Begriff der Kommunikation verstehen. Bei der Kommunikation geht es um unsere Fähigkeit, unser Leben mit anderen Menschen zu teilen.

Jeder Mensch wird mit diesem Bedürfnis geboren, da er nicht überleben könnte, wenn er nicht in der Lage wäre, seine Bedürfnisse nach Wärme, Essen, Schutz etc. mitzuteilen. Von Geburt an sind wir nicht in der Lage, selbstständig zu leben; wir benötigen eine Mutter oder Mutterfigur, die sich um uns kümmert und mit der wir interagieren können. Wenn wir älter werden, sind wir von der Gesellschaft, in der wir leben, abhängig, auch wenn wir noch so sehr nach Selbstständigkeit streben. Wir fühlen uns von Menschen entfremdet, mit denen wir nicht kommunizieren können, und wir strengen uns dann an, eine gemeinsame Sprache zu erlernen. Wenn z. B. unser Kind nicht sprechen kann, entwickeln wir Systeme, die auf Zeichen und Symbolen beruhen, um die Kluft, die wir zwischen uns verspüren, zu überbrücken. Aber trotz unserer besten Intentionen und Bemühungen gibt es einige Menschen im autistischen Spektrum, die wir nicht erreichen können. Diese Menschen haben wenige oder gar keine signifikanten sprachlichen Fähigkeiten. Sie reagieren nicht oder nur in geringem Maße auf unsere Interventionen. Wie können wir mit Kindern und Erwachsenen kommunizieren, die nicht sprechen und außerdem noch unsere Kontaktversuche zurückweisen und uns anscheinend sogar als Person ablehnen? Wenn wir mit einer Gleichgültigkeit behandelt werden, die sonst z.B. einem Möbelstück vorbehalten ist, fühlen wir uns zu einem Objekt reduziert und entfremdet.

Bei der Diskussion über das Thema Kommunikation ist es hilfreich, darüber nachzudenken, wie wir als neurotypische Menschen miteinander kommunizieren. Welche Arten von Konversationen führen wir miteinander?

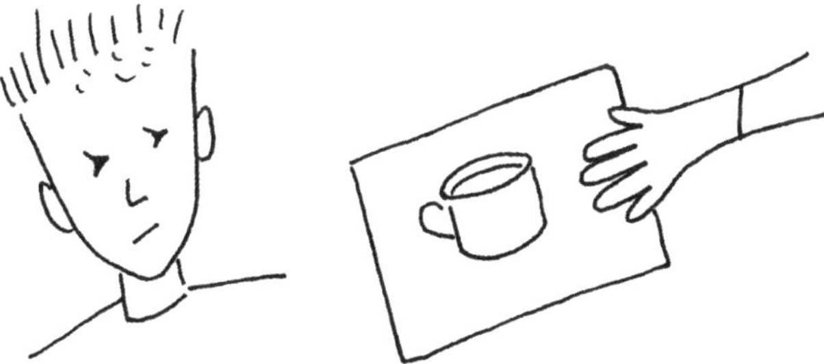

Abbildung 1: *Möchtest du eine Tasse Tee?*

Funktionale Kommunikation

Zuerst einmal gibt es die *funktionale Kommunikation*, durch die wir anderen Menschen unsere Bedürfnisse und Informationen mitteilen. Wir begrüßen uns. Wir reden miteinander. Wir verhandeln und diskutieren über Dinge, die uns interessieren.

Es ist wichtig zu beachten, dass funktionale Kommunikation nicht sprachlich sein muss; sie kann auch durch Kommunikationssysteme wie PECS und durch Zeichensysteme stattfinden. Wenn unser Partner mit ASS lebt, gilt als Grundregel: Je weniger Fähigkeiten er besitzt, desto konkreter muss unser Kommunikationssystem sein. Je abstrakter ein Kommunikationssystem ist, umso schwieriger ist es für unseren Partner, da es dazu der Fähigkeit zur Interpretation bedarf. Dadurch entstehen die gleichen Nachteile wie bei der sprachlichen Kommunikation, denn es kann zu fehlerhaften Verarbeitungsprozessen kommen, was bei Menschen mit ASS eine der Hauptursachen für Stress ist. In der Praxis habe ich bei der Arbeit mit Menschen mit schweren geistigen Behinderungen festgestellt, dass die effektivsten Interventionen jene sind, die einfache *Gesten sowie Bezugsobjekte* verwenden. Bezugsobjekte sind Objekte, die direkt mit einer bestimmten Aktivität verknüpft sind, z. B. wenn sich ein Handtuch auf die Aktivität „ein Bad nehmen“ bezieht. Selbst für einige unserer Kommunikationspartner mit besseren Fähigkeiten können solche Maßnahmen hilfreich sein. Beispielsweise können Objekte durch ihr Gewicht und ihre Beschaffenheit für manche Partner besser Informationen übermitteln als eine Kommunikation, die ausschließlich den Sehsinn anspricht, da die Partner dadurch die Kommunikation „fühlen“ können. Sie können sich an ihr „festhalten“, und die Aufmerksamkeit kann nicht so leicht entgleiten.

Wenn wir uns jedoch ausschließlich auf funktionale Kommunikation konzentrieren, besteht die Gefahr, dass wir unsere Partner zu einer bestimmten Sehweise hinlenken wollen, d. h. sie manipulieren, anstatt ihnen dabei zu helfen, die Welt mit uns zu teilen. Selbst wenn wir ihnen z. B. dabei helfen, „glücklich“ oder „traurig“ auszudrücken, indem sie ein gezeichnetes Gesicht auswählen, das das jeweilige Gefühl darstellt, ist es immer noch etwas Distanziertes; es ist nicht etwas, das wir miteinander teilen. Diese Art der Kommunikation ist zwar besser als nichts, aber es handelt sich dabei eher um eine Beobachtung als eine geteilte Erfahrung; es ist lediglich eine Tatsachenbeschreibung anstatt ein fließender kommunikativer Austausch. Diese Methode unterstützt uns nicht dabei, mit dem Kommunikationspartner im Einklang zu sein.

Welche anderen Formen der Konversation gibt es also noch?

Emotionale Beteiligung

Grundsätzlich ermöglicht uns die emotionale Beteiligung zu spüren, was wir von der anderen Person halten. Im Allgemeinen wird die Auffassung vertreten, dass dieser Aspekt bei den Interaktionen mit autistischen Kommunikationspartnern fehlt.

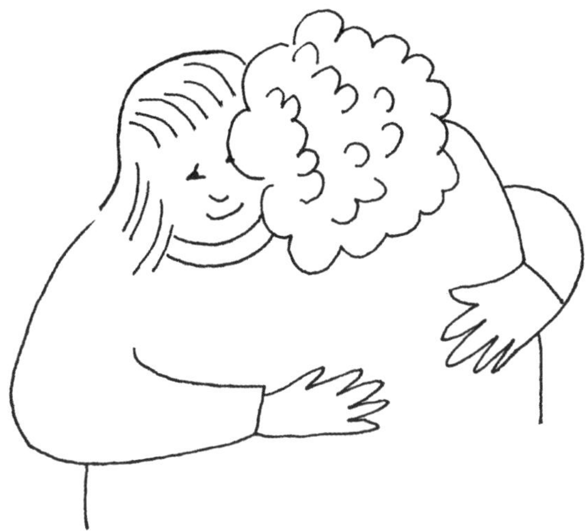

Abbildung 2: *„Aaaah!"*

Sowohl die funktionale Kommunikation als auch die emotionale Beteiligung sind wünschenswerte Formen der Kommunikation; wenn man die Abbildungen 1 und 2 („Möchtest du eine Tasse Tee?" und „Aaaah!") betrachtet, wird allerdings ein großer Unterschied zwischen den beiden Formen deutlich, der in einem Wort zusammengefasst werden kann: *Beziehung*. Die emotionale Beteiligung richtet sich auf das fundamentale menschliche Bedürfnis nach innerer Verbundenheit und Zugehörigkeit. Donna Williams, die mit ASS lebt, beschreibt ihre Einsamkeit, wenn sie darüber spricht, dass sämtliche ihrer Beziehungen, die sie eigentlich draußen in der Welt hätte führen sollen, mit den Schattenmenschen in ihrer inneren Welt stattfanden (Williams, 1995). Selbst wenn wir die physischen Bedürfnisse unserer Partner in höchstem Maße erfüllen, werden sie sich weiterhin isoliert fühlen – „wie ein Ausländer in einem fremden Land" – solange wir nicht einen Weg finden, ihnen zu helfen, menschliche Bindung zu erfahren. Man kann deutlich sehen, wie sich die Kommunikationspartner verändern, wenn sie beginnen, die Gesellschaft von anderen Menschen zu genießen. Sie beginnen zu lächeln, schauen uns an, beziehen sich auf uns und suchen unsere Gesellschaft.

Wie kann man diese Transformation herbeiführen?

Die Verwendung von Körpersprache

Die Mimetische Interaktion bezeichnet einen Ansatz, bei dem Körpersprache als Kommunikationsmittel angewendet wird mit dem Ziel, emotionale Beteiligung hervorzurufen. Obwohl wir uns vielleicht gar nicht darüber bewusst sind, beziehen wir bei Gesprächen automatisch die Körpersprache mit ein. Wir prüfen nicht nur, was unsere Partner sagen, sondern auch, wie sie es sagen, d. h. was uns sowohl Gesichtsausdruck und Körperhaltung als auch Tonfall, Tonhöhe, Sprachgeschwindigkeit und Sprachrhythmus mitteilen. Was sagt uns das alles über die Gefühle des Kommunikationspartners? Stimmt z. B. das Gesagte mit dem, was durch den Gesichtsausdruck mitgeteilt wird, überein? Ist dies nicht der Fall, fühlt man sich unwohl: „Ich kann es nicht genau benennen, aber irgendetwas stimmt nicht."

Wir alle ergänzen unsere Konversationen, indem wir verschiedene Gesichtsausdrücke und Handbewegungen einsetzen, z. B. in einer ruhigen oder in einer aufgeregten Weise. Die gleiche Handbewegung kann einladend oder bedrohlich wirken. Durch unsere Wahrnehmung, *wie* etwas ausgeführt wird, entschlüsseln wir, wie sich unser Kommunikationspartner fühlt – und durch unsere eigene Körpersprache teilen wir ihm unsere Gefühle mit, selbst, wenn wir uns in dem Moment darüber gar nicht bewusst sind. Unsere Reaktionen offenbaren unsere Gefühle. Körpersprache ist die Stimme der *Affekte* (unserer Emotionen). Indem wir die Körpersprache unseres Partners „lesen" und mit unserer eigenen antworten, entsteht emotionales Verständnis und Verbundenheit. Im negativen Sinne kann man als klassisches Beispiel für eine widersprüchliche Mitteilung die Person anführen, die ihre Arme vor der Brust verschränkt, finster dreinblickt und mit zusammengebissenen Zähnen sagt: „Mir geht es sehr gut, vielen Dank." In diesem Fall steht die Körpersprache im Widerspruch zum Gesagten. Man könnte auch sagen, es werden keine guten „Schwingungen" ausgesendet.

Durch die Körpersprache kann man sich auf die emotionale Verfassung des Partners einschwingen. Das Ausmaß unseres Einfühlungsvermögens bestimmt, inwieweit wir emotionale Beteiligung und Vertrauen hervorrufen können.

Es gibt die Auffassung, dass bis zu 80 Prozent unserer Kommunikation durch Körpersprache und nicht durch den Austausch verbaler Informationen stattfindet. Die Methode der Mimetischen Interaktion lenkt unsere Aufmerksamkeit auf ebendiesen Aspekt: Es geht nicht nur darum, was unser Partner tut, sondern auch, wie er es tut.

Zwei grundlegende Prozesse sind wichtig für das Verständnis der Mimetischen Interaktion. Beim ersten handelt es sich um die frühe Mutter-Kind-Beziehung, d.h. die ersten kommunikativen Interaktionen zwischen Mutter und Baby. Bereits 20 Minuten nach der Geburt ahmt ein Baby seine Mutter nach, wenn sie ihre Zunge herausstreckt. Die Kommunikation zwischen Mutter und Baby beginnt also unmittelbar nach der Geburt.

Wenn das Kind „buh!“ sagt, antwortet die Mutter ebenfalls mit „buh!“. Wenn sie den kindlichen Ausdruck (oder eine Bewegung) ausreichend bestätigt hat, versucht das Baby etwas Neues, z. B. „da!“. Es entsteht also ein Muster: Wenn das Baby irgendetwas initiiert, wird es von der Mutter bestätigt, und dann kann sich das Baby weiterentwickeln. Die Bestätigung der Geräusche oder Bewegungen des Babys durch die Mutter wirkt befreiend. Dieser Prozess bleibt das ganze Leben lang in unserer Psyche verborgen; als Erwachsener kann es eine überraschende Entdeckung sein, dass man, wenn man sich z.B. in Wutgefühlen verfangen hat, erst dann daraus befreit wird, wenn eine äußere „Mutterfigur“ oder Bezugsperson die schwierigen Emotionen bestätigt. (Im Abschnitt über das Thema Sprache im Kapitel 6 wird näher ausgeführt, wie ein Schluckauf entstehen kann, wenn das ältere Kind es nicht schafft, von seiner Mutter oder Hauptbezugsperson unabhängig zu werden, und wie es so lange nicht in der Lage ist, den Wechsel von Intention zu Aktion zu vollziehen, bis es von seiner Mutter oder Bezugsperson Bestätigung erhalten hat.)

Der zweite Prozess, der für das Verständnis der Mimetischen Interaktion wichtig ist, bezieht sich auf ein komplexes System von Nervenzellen im Gehirn, das als Spiegelneuronensystem bezeichnet wird. Durch dieses Neuronensystem können wir die Handlungen einer anderen Person wiedererkennen (und sie imitieren).

Ein Beispiel: John schaut Mary an. Mary bewegt ihre Hand. Wenn wir mithilfe eines Scanners beobachten könnten, was bei dieser Bewegung in Marys Gehirn passiert, würden wir sehen, dass ihre Handlung von einem bestimmten, durch das „Feuern“ der Nervenzellen generierten Muster begleitet wird. Durch den Scanner können wir auch Johns Gehirn sehen und erkennen, was passiert, während er Marys Bewegung beobachtet. Das Außergewöhnliche ist, dass dabei das gleiche Muster in seinem Gehirn erzeugt wird. Allein dadurch, dass er Mary zusieht, erzeugt sein Gehirn ein identisches Aktivitätsmuster der Nervenzellen.

Noch faszinierender ist, dass die Wiedererkennung sowohl in Bezug auf Handlungen als auch Emotionen geschieht. Wenn ich sehe, dass du traurig bist, kann das auch bei mir eine emphatische Welle der Traurigkeit auslösen (ob ich das wahrnehme oder nicht, hängt allerdings davon ab, worauf gerade meine Aufmerksamkeit gerichtet ist. Es ist sogar möglich, dass ich das Gefühl erst später registriere und es dann z. B. durch den Gedanken „Oh, das hatte ich verpasst" bestätige.)

Es wird vermutet, dass im Fall von ASS das Spiegelneuronensystem nicht funktioniert, und dass manche Menschen im autistischen Spektrum aus diesem Grund Schwierigkeiten haben, bestimmte Handlungen wie z. B. Handbewegungen zu imitieren. Daraus wird geschlussfolgert, dass sie auch Probleme haben zu verstehen, was andere Menschen fühlen. Experimente, die diese Vermutungen näher untersuchen, beziehen allerdings Handlungen mit ein, die nicht unbedingt zum normalen Repertoire der betreffenden Person gehören. An dieser Stelle sei auch erwähnt, dass das Problem für einige Menschen mit ASS vielmehr darin besteht, dass sie emotional eher überempfindlich als unempfindlich sind. In der Praxis sieht es jedenfalls so aus, dass Ihr Kommunikationspartner, wenn Sie bei der Interaktion Handlungen einbeziehen, die Teil seines Alltagslebens und daher für ihn bedeutungsvoll sind (d. h. Aktivitäten, die er regelmäßig ausführt), diese jedes Mal wiedererkennen wird.

Es geht hier nicht um ein Spiel, wo einer nur den anderen nachahmt, sondern das Ziel ist eine lebendige, fließende Konversation, die alle Möglichkeiten offen lässt, und die auch als solche von beiden Kommunikationspartnern erkannt wird. Diese Art der Kommunikation ist tief in uns verankert und bleibt unser ganzes Leben lang bestehen. Wenn ich die Handlungen eines anderen Menschen beobachte, wird in meinem Gehirn das gleiche Aktivitätsmuster von Spiegelneuronen erzeugt, wie wenn ich diese Handlung selbst ausführen würde. Ich kann buchstäblich fühlen, was die andere Person tut. Die Prozesse der Spiegelneuronen laufen extrem schnell ab. Selbst wenn wir mit ASS leben, haben klinische Studien belegt, dass unser Spiegelneuronensystem sehr wohl die Handlungen unseres Kommunikationspartners erkennt, vorausgesetzt, sie sind Teil unseres normalen, alltäglichen Repertoires.

Die Mimetische Interaktion ist eine gemeinsame Aktivität: ein Prozess, den wir miteinander teilen. Unabhängig davon, ob die Spiegelneuronen des autistischen Partners normal funktionieren oder nicht, kann der nichtautistische Partner durch den Einsatz von Körpersprache wahrnehmen und mitfühlen, wie sich der andere fühlt, d.h. wir können uns auf den emotionalen Zustand unseres Kommunikationspartners einschwingen. Dadurch bereichern wir unsere Kommunikation durch Empathie. Wir beziehen uns dann nicht nur darauf, was der andere tut, sondern auch darauf, wie er sich fühlt. Ähnlich wie bei der zuvor erwähnten frühen Mutter-Kind-Beziehung können wir so die Gefühle unseres Kommunikationspartners bestätigen (wobei es besonders wichtig ist, sowohl seine negativen als auch seine positiven Gefühle zu bestätigen, ansonsten würden wir seine Selbstwahrnehmung untergraben. Es geht darum, wie sich unser Kommunikationspartner tatsächlich fühlt, und nicht um unser Wunschdenken, wie er sich fühlen sollte.)

Auf diese Weise können wir Freud und Leid teilen – ein Bedürfnis, das Thérèse Jolliffe eindringlich zum Ausdruck bringt, wenn sie schreibt, dass es nicht wahr ist, dass Menschen im autistischen Spektrum keine Emotionen fühlen: „Auch wir lieben andere Menschen, und auch wir fühlen uns einsam." Allerdings fügt sie auch gleich hinzu, dass es schwierig ist, mit dem physischen Feedback zurechtzukommen, das der Ausdruck solcher Emotionen mit sich bringt (Joliffe, Lansdown & Robinson, 1992). Durch die Mimetische Interaktion kann das Verarbeitungssystem, das bei autistischen Störungen eine zentrale Rolle spielt, umgangen werden, und beide Kommunikationspartner können miteinander interagieren. Wir können dem anderen mitteilen, wie wir uns fühlen, ohne dabei die negativen Effekte auszulösen, die dazu führen, dass sich eine Person mit ASS wieder in ihre innere Welt zurückzieht.

Bevor wir näher in die Thematik einsteigen, möchte ich betonen, dass es nicht schwierig ist, die Mimetische Interaktion anzuwenden, da sie auf einem Prozess basiert, der ein natürlicher Teil unserer Entwicklung ist und den wir alle schon erlebt haben. Wie ein Anwender einmal bemerkte: „Man muss nicht einmal außerordentlich gut darin sein, um zumindest eine kleine Veränderung zu bewirken." Obwohl wir vielleicht zunächst mit reinem Imitieren beginnen, entwickelt sich daraus ein flexibler Austausch, der auf der Sprache, die unserem Partner vertraut ist, aufbaut und Elemente seiner Körpersprache anstatt Wörter einbezieht.

Die Mimetische Interaktion kann innerhalb des ganzen Spektrums nichtsprechender Menschen (und manchmal auch bei Menschen mit begrenzten sprachlichen Fähigkeiten, siehe Kapitel 6) erfolgreich angewendet werden. Was genau sind die speziellen Probleme, die auftreten können, wenn man diese Methode bei Menschen mit ASS anwendet? Warum fühlen wir uns besonders von diesen Menschen abgeschnitten, und müssen wir vielleicht noch mehr tun, als nur die Körpersprache zu verwenden, um mit ihnen zu kommunizieren? Wenn ich beispielsweise einen grell gemusterten Pullover trage, kann es sein, dass all meine Versuche, die Aufmerksamkeit meines Kommunikationspartners aufrechtzuerhalten, in der visuellen Verwirrung, die ich durch meine Kleidung auslöse, untergehen. Was gilt es für eine gelungene Kommunikation also sonst noch zu beachten, außer die Körpersprache einzubeziehen?

Eine autismusfreundliche Umgebung

In jedem Moment muss unser Gehirn Millionen von Informationen aufnehmen und verarbeiten. Es sondert diejenigen aus, die wichtig sind und bringt sie in einen sinnvollen Zusammenhang. Wir sind ständig damit beschäftigt, unzählige Sinneseindrücke zu sortieren und zu deuten.

Das Problem für Menschen mit Autismus ist, dass, obwohl ihre Sinnesorgane (Augen, Ohren und Berührungsrezeptoren) normal funktionieren und die korrekten Signale aufnehmen, ihr Verarbeitungssystem, d. h. die Fähigkeit, eine wichtige Information auszusondern, sie mit einer anderen zu verknüpfen und in einen Zusammenhang zu bringen, nur zeitweise funktioniert; bei manchen Menschen mit schweren ASS funktioniert das Verarbeitungssystem überhaupt nicht. Sie leben mit einer chaotischen Zusammenballung unverarbeiteter Reize, ein Zustand, der nicht nur verwirrend ist und Stress verursacht, sondern auch beängstigend und schmerzhaft sein kann. Diese Menschen haben dann oft das Gefühl, dass ihre einzige Option darin besteht, sich in ihre eigene Welt zurückzuziehen und sich nur auf einen bestimmten Reiz zu konzentrieren und die störenden Einflüsse auszublenden. Wir sagen dann oft, eine solche Person habe sich „abgekapselt" oder sie „lebe in ihrer eigenen Welt", und wir fühlen uns vollkommen unfähig, mit ihr Kontakt aufzunehmen.

Dieses Handbuch soll aufzeigen, wie unser besseres Verständnis der Ursachen und Merkmale dieses Zustands und das Kreieren einer „autismusfreundlichen" Umgebung dazu führen kann, dass sich das Gehirn der autistischen Person entspannt und dadurch effektiver funktionieren kann.

Dies können wir erreichen, indem wir den sensorischen Wirrwarr, dessen Verarbeitung für das Gehirn so schwierig und schmerzhaft ist, reduzieren und gleichzeitig Orientierungspunkte einführen (wie Elemente der Körpersprache des Kommunikationspartners), und zwar solche, die bereits so vertraut und fest angelegt sind, dass das Gehirn sie direkt erkennt, ohne dass sie zuerst das Verarbeitungssystem durchlaufen müssten.

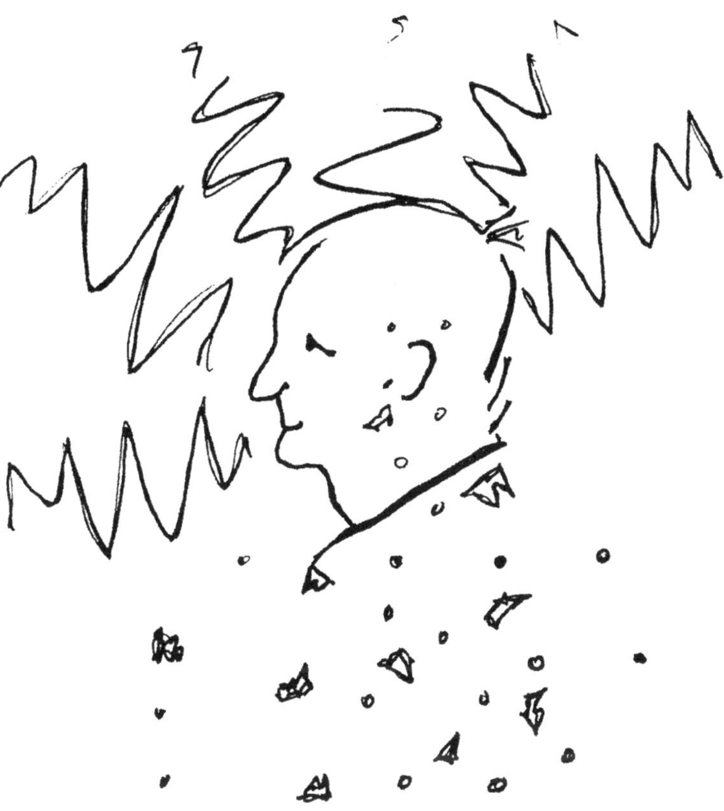

Abbildung 3: *Der Verlust der Kohärenz bedeutet sensorisches Chaos*

Das mag zunächst kompliziert klingen – aber sowie wir verstehen, was wir tun und warum wir es tun, ist es erstaunlich einfach. Das Ergebnis ist eine Verminderung von auffälligem Verhalten und eine Verbesserung der Fähigkeit, aufmerksam zu bleiben und eine Beziehung zu einem anderen Menschen aufzubauen, sogar im Falle von Kindern und Erwachsenen mit schweren ASS. Zunächst müssen wir uns jedoch damit auseinandersetzen, was es überhaupt bedeutet, autistisch zu sein. Danach werden wir uns näher mit der Methodik der Mimetischen Interaktion und der Sensorischen Integration beschäftigen –

wie gehen wir konkret vor, wenn wir Menschen auf diese Weise unterstützen wollen?

Bei meiner Zusammenarbeit mit einer großen Anzahl von Menschen im autistischen Spektrum ist deutlich geworden, dass, obwohl es einige Menschen gibt, die man als typisch autistisch bezeichnen kann, es eine enorme Bandbreite an Möglichkeiten gibt, wie sich Autismus zeigen kann, besonders in solchen Fällen, wo „autistische Tendenzen“ mit schweren Lernbehinderungen oder genetischen Syndromen verkoppelt sind.

Es gibt zwar viele Bücher über Autismus, aber die meisten davon beschreiben hauptsächlich, wie man mit Problemen bei der Betreuung umgeht. Auch jene Bücher, die von Menschen mit Autismus verfasst wurden, sind Werke von Menschen, die sprechen können. Sie beziehen sich auf Menschen, die sich sprachlich ausdrücken können und mit ihrem Autismus zurechtkommen, aber sie vernachlässigen oft jene Personen, die diese Fähigkeiten nicht besitzen und somit verletzlicher sind, da die Autoren davon ausgehen, andere seien genau wie sie selbst. (Sich in andere hineinzuversetzen ist eben ein typisches Problem für Autisten.) Die Menschen, um die es in diesem Handbuch geht, sind jene, die keine Stimme haben und großen Kummer und innere Anspannung verspüren. Sie sind häufig unbeherrscht und neigen zu Ausbrüchen extremen Verhaltens. (Ich vermeide bewusst den Ausdruck „herausforderndes Verhalten“, da er, obwohl es nicht beabsichtigt sein mag, häufig eine konfrontative Konnotation besitzt.) Wir richten uns nach der Kategorisierung von Donna Williams (die selbst autistisch ist), die zwischen einem *von-außen-nach-innen-Ansatz* und einem *von-innen-nach-außen-Ansatz* unterscheidet. Bei ersterem konzentriert sich der nichtautistische Partner darauf, welche Konsequenzen der Autismus für die Betreuung hat, während bei letzterem das Hauptaugenmerk auf der Perspektive des autistischen Partners und seinen speziellen sensorischen Erfahrungen liegt (Williams, 1996).

Vor allem müssen wir immer im Auge behalten, dass jeder Mensch mit ASS in erster Linie ein Individuum ist. Was wir als „Autismus“ bezeichnen, ist eine Überlagerung der jeweiligen Persönlichkeit. Wie fühlt es sich also an, autistisch zu sein, und welche speziellen Probleme bringt die Erfahrung des Autismus hervor?

1 Eine andere sensorische Erfahrung

Inhalt des Kapitels

- ✯ Siehst du, was ich sehe?
- ✯ Überwältigende sensorische Erfahrungen

Siehst du, was ich sehe?

In der Vergangenheit herrschte allgemein die Ansicht vor, dass man nicht darauf hören sollte, was Menschen mit Autismus über ihren Zustand berichten (da man annahm, dass das Gehirn eines Menschen mit Autismus nicht normal funktionierte und somit jeder Bericht zwangsläufig verzerrt sein würde). Inzwischen liegen jedoch viele anschauliche, aufschlussreiche und oft auffallend übereinstimmende Berichte in Form von Büchern, Audiomaterial und Filmen vor, die uns einen guten Einblick in die große Bandbreite jener Erfahrungen geben, die als Autismus zusammengefasst werden.

Wenn wir durch die Tür schreiten, die Menschen mit ASS für uns geöffnet haben, können wir mit unseren autistischen Kommunikationspartnern in Beziehung treten. Wir können uns in ihre Welt begeben und ihnen auch eine sichere „Passage" in die unsrige bieten. Wir können eine auf Empathie basierende Brücke zwischen unseren zwei Welten bauen, um miteinander auf Augenhöhe zu interagieren. Wir können von unseren Partnern lernen und sie von uns.

Wir alle leben in einer sensorischen Welt. Ob wir autistisch oder neurotypisch (nichtautistisch) sind, wir sind abhängig von den Eindrücken, die wir über die Augen, Nase, Ohren und Haut aufnehmen. Außerdem empfängt unser Gehirn Mitteilungen über das *propriozeptive* und das *vestibuläre* System. (Empfindungen, die die Muskeln und das Gleichgewicht betreffen und die uns vermitteln, wo wir uns im [dreidimensionalen] Raum befinden und was wir gerade tun. Wenn man z. B. auf den Zehen steht, fühlt man die Anspannung der Muskeln an der Rückseite der Beine. Dies ist ein propriozeptives Signal von Sensoren in den Wadenmuskeln.) Außerdem können wir Signale wie z. B. Hunger und Sättigung sowie unterschiedliche Emotionen wahrnehmen. All diese Eindrücke werden zum Gehirn zurückgeleitet. Das Gehirn ist wie ein Sieb und trennt das Wichtige vom Unwichtigen und verarbeitet unsere sensorischen Eindrücke, um ein größeres Bild von dem, was gerade passiert, zu erschaffen. Danach legt es fest, wie wir reagieren sollen.

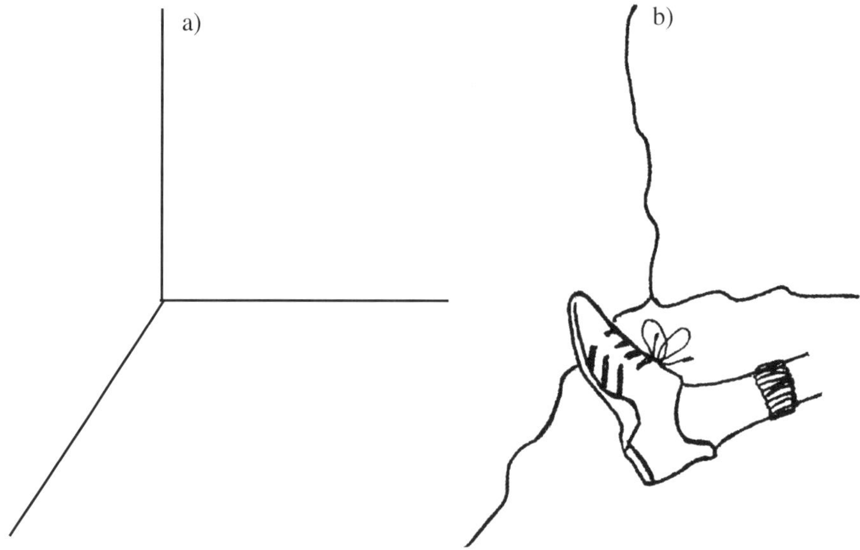

Abbildung 4: *John ist nicht aufsässig. Er tritt gegen die Wand um zu wissen, wo sie ist. Er überprüft seine verzerrte visuelle Wahrnehmung durch Berührung.*
a) Neurotypische Wahrnehmung von Wänden und Boden;
b) Autistische Wahrnehmung von Wänden und Boden.

Zusammenfassend kann man sagen, dass unser sensorisches Verarbeitungssystem der „Geschäftsführer" des Gehirns ist. Es registriert und analysiert die Stärke und die Details eines Reizes oder Eindrucks und koordiniert unsere Reaktionen, was dann zu bestimmten Verhaltensweisen führt. Bei Menschen mit ASS mögen die Sinne an sich zwar normal funktionieren, aber es gibt Probleme im Verarbeitungssystem und beim Aussortieren der Eindrücke. Wegen solcher Verzerrungen haben unsere autistischen Partner eine veränderte

Wahrnehmung der Realität, die wir teilen: Sie sehen, hören, fühlen, riechen und schmecken anders und erhalten ein völlig anderes Bild von ihrer Umwelt als nichtautistische Menschen.

Einige Beispiele:

- Ein Zimmer verändert plötzlich seine Größe.
- Eine Dusche fühlt sich so an, als würden glühend heiße Nadeln in die Haut stechen.
- Ein Mensch mit ASS weiß möglicherweise nicht, wo er sich im (dreidimensionalen) Raum befindet oder ob er überhaupt „richtig herum" steht, und er wird nervös, wenn seine Füße den Boden verlassen, z. B. wenn er vom Bordstein auf die Straße tritt.
- Die gerade Linie zwischen Wand und Boden fängt an sich zu bewegen.

Überwältigende sensorische Erfahrungen

Menschen mit ASS berichten oft, dass sie sich so fühlen, als lebten sie in einer Welt, die sie permanent zu überwältigen droht. Viele sagen, dass sie ständig mit großer Angst leben, sowohl in Bezug auf das, was gerade passiert, als auch auf die Möglichkeit, dass etwas Schreckliches passieren könnte. Außerdem fühlen sie sich häufig bedroht, auch wenn das tatsächlich gar nicht der Fall ist, ihr Gehirn schätzt jedoch die Situation falsch ein.

Es ist eine Sache, sich über die sensorische Diskrepanz zwischen autistischer und nichtautistischer Sinneswahrnehmung zu informieren, aber es ist eine ganz andere, dies auch wirklich zu verinnerlichen und selbst zu fühlen. Vielleicht kann uns folgendes Bild weiterhelfen.

Stellen Sie sich einen geschäftigen Flughafen vor. Wenn zu viele Flugzeuge gleichzeitig ankommen und sich aufstauen, müssen sie zunächst einige Kreise fliegen und auf die Zuweisung eines Landeplatzes warten. Ähnlich ist es, wenn im Falle eines Menschen mit ASS zu viele sensorische Eindrücke auf sein Gehirn treffen; sie drehen sich unverbunden und unverarbeitet im Kreise und überlagern und behindern sich gegenseitig.

Zurück zum Flughafen: Angenommen, in einem anderen Terminal liegt eine Bombendrohung vor. Umgeleitete Flugzeuge steuern noch zusätzlich zum Durcheinander in unserem eigenen Terminal bei. Der Fluglotse fühlt sich überfordert, stellt seinen Radarschirm aus und geht nach Hause. Das Ergebnis ist Chaos: Verwirrung, Zusammenstöße, Schmerz und Hitze.

In vergleichbarer Weise wird das autistische Gehirn, wenn es mit mehr sensorischen Informationen konfrontiert wird als es verarbeiten kann, von einem *autonomen Sturm*[1] überwältigt, der auch als *Fragmentierung* oder *Zusammenbruch* (engl.: *Meltdown*, wörtl. übersetzt: „Kernschmelze") bezeichnet wird. Alle sensorischen Eindrücke zersplittern, Teile des Gehirns sind wie ausgeschaltet und der Betroffene erlebt große Verwirrung, Schmerz, Angst und Schrecken, wobei die Intensität dieser Erfahrungen von Person zu Person unterschiedlich ist. Kinder sagen dann z. B.:

- „Mein Kopf ist abgeschaltet."
- „Mein Kopf rennt mir davon."
- „Ich trage heute meinen dummen Kopf."
- „Ich habe meinen falschen Kopf auf."
- „Ich bin innerlich am Explodieren."
- „Der Tod kommt mich holen."
- „Schmerz, Schmerz, Schmerz!"
- „Ich würde alles dafür geben, dass es aufhört. Ich renne dafür vor ein Auto oder schlage mit dem Kopf gegen die Wand."

Wir müssen sehr genau zuhören, was Menschen im autistischen Spektrum über ihren Zustand berichten, damit wir nicht das Verhalten von Personen, die sich weniger gut ausdrücken können, auf der Basis unserer eigenen Version der Realität beurteilen (oder darauf unsere Betreuungsstrategien gründen). Wenn wir diesen Menschen nicht aufmerksam zuhören, werden wir in die falsche Richtung gehen.

1 Das autonome Nervensystem kontrolliert unsere Körpersysteme wie das Atmen, Schwitzen und die Herzfrequenz und unterliegt normalerweise nicht der bewussten Steuerung. Der Begriff „autonomer Sturm" wurde von Ramachandran (2006) eingeführt, um den Zustand zu beschreiben, der eintritt, wenn das autonome Nervensystem aus den Fugen gerät. Die körperlichen Begleiterscheinungen sind extrem unangenehm.

Kernpunkte:

- Menschen mit ASS erleben die sensorische Welt anders als Menschen ohne ASS.
- Das autistische Gehirn verarbeitet sensorische Eindrücke anders als das nichtaustische Gehirn. Wenn zu viele sensorische Eindrücke auf einmal eintreffen, kann das im autistischen Gehirn zur Überlastung führen. Im extremen Fall von Überlastung zerbrechen Bilder, Geräusche und Gefühle in Fragmente, und die Person erlebt einen Zustand, der heute als autonomer Sturm bezeichnet wird.
- Wir können und müssen uns mit den Erfahrungen autistischer Menschen auf der Grundlage ihrer eigenen Berichte auseinandersetzen, anstatt die Einschätzung ihres Verhalten und unsere Strategien auf unseren *sensorischen Erfahrungen* zu gründen.

2 Unterschiedliche Sehweisen

Inhalt des Kapitels

- Von außen nach innen schauen
- Von innen nach außen schauen
- Überlastung
- Der autonome Sturm
- Bewältigungsstrategien

Von außen nach innen schauen

Von den Menschen, die über ihre ASS schreiben, wissen wir, dass sie die Welt, die wir alle teilen, anders erleben – und auch, dass wir, die wir von außen zuschauen, Autismus ganz anders sehen als die Betroffenen selbst. Das führt dazu, dass wir Interventionen wählen, die auf unserer eigenen sensorischen Realität basieren. Wie bereits im ersten Kapitel erwähnt, unterscheidet Donna Williams zwischen einem „von-außen-nach-innen-Ansatz" und einem „von-innen-nach-außen-Ansatz". Aus unserer Sicht wird Autismus oft als eine *Triade von Defiziten* zusammengefasst:

1) die Unfähigkeit, mit anderen sozial zu interagieren,
2) die Unfähigkeit, Flexibilität im Denken zu entwickeln,
3) die Unfähigkeit, sprachliche Mitteilungen zu verstehen.

Menschen mit ASS werden auf der Grundlage dieser drei Defizite bewertet, obwohl eine neue Studie über die Gesamtbevölkerung, d. h. sowohl autistische als auch nichtautistische Menschen, nahelegt, dass diese Charakteristika in verschiedenen Kombinationen weit verbreitet sind und vielleicht besser als individuelle Charakteristika gesehen und behandelt werden sollten, anstatt alle in einen Topf zu werfen.[2]

---

2 Donna Williams hat die Idee, Autismus von innen heraus zu betrachten in ihrem Buch *Autism: An Inside-Out Approach* (1996) eingeführt.

Folgende Schwächen werden typischerweise von Außenstehenden bei Menschen mit schweren ASS wahrgenommen:

1) eine eingeschränkte Fähigkeit zur Interaktion, entweder hinsichtlich Sprache oder nonverbaler Kommunikation; sich zurückziehen;
2) die Aufmerksamkeit ist ausschließlich auf eine bestimmte Aktivität gerichtet, das Klammern an Routinen;
3) Ausbrüche von unkontrollierbarem Verhalten, Wutanfälle.

Diese Ausbrüche werden häufig von Heulen, Schnaufen, Schreien, Beißen, Kratzen und Spucken begleitet; die betroffene Person schlägt mit den eigenen Körperteilen gegen eine Wand und greift manchmal alles an, was sich in ihrer Nähe befindet, sowohl Möbelstücke als auch andere Personen. Dies ist der Punkt, wo wir uns hilflos und manchmal nahe der Verzweiflung fühlen. Wie sollen wir nur mit den Verhaltensweisen der Partner umgehen (oder ihnen helfen, selbst besser damit umzugehen), die scheinbar im Begriff stehen, sich selbst und ihre Welt zu zerstören (Happé, Ronald& Plomin, 2006)?

Von innen nach außen schauen

Bisher haben wir den Autismus im Kontext einer kognitiven Beeinträchtigung gesehen, eine Perspektive, die dazu führt, dass wir uns hauptsächlich mit jenen Bereichen und Vorgängen des Gehirns beschäftigen, die nicht normal funktionieren. Nun werden wir unsere Aufmerksamkeit jedoch auf eine sensorische Perspektive verlagern (wie sich Autismus *anfühlt*) und das gleiche Bild aus der Sicht der Person mit ASS betrachten. Im folgenden Beispiel gehen wir näher auf den Sehvorgang ein, d. h. auf das Empfangen von visuellen Reizen oder Eindrücken.

Aus der Sicht der Person mit ASS scheint es bis zum völligen Zusammenbruch des sensorischen Verarbeitungssystems drei Phasen zu geben. Die erste wird als *sensorische Überlastung* bezeichnet, deren Übermaß zur *Zersplitterung*, bzw. *Fragmentierung* der sensorischen Eindrücke und zum autonomen Sturm führt. Um das Eintreten dieser Phase zu verhindern, entwickelt die Person mit ASS *Bewältigungsstrategien* als Versuch, das sensorische Gleichgewicht wiederherzustellen und zumindest etwas den Überblick darüber zu bewahren, was gerade geschieht.

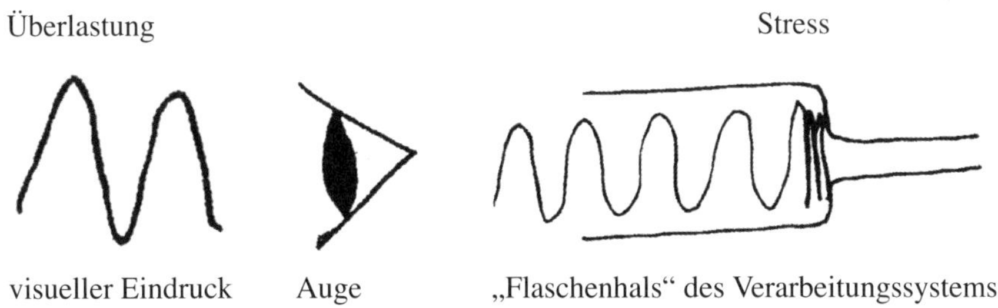

Bewältigungsstrategien (die den autonomen Sturm verhindern sollen):

- Sich wiederholende Verhaltensweisen
- Rückzugsstrategien
  - Flucht
  - Aggression
  - „Freezing“ (Erstarrung)

} Die Verteidigungsmechanismen des Körpers werden aktiviert

Autonomer Sturm = Fragmentierung

Störungen im autonomen Nervensystem. Visuelle Eindrücke zerbrechen in Fragmente. Beachten Sie, dass diese Erfahrung von körperlichen Schmerzen, Verwirrung und manchmal Hitzegefühl begleitet wird. Je mehr Stress eine Person erlebt, desto größer ist die Wahrscheinlichkeit, dass sie von Überlastung zum autonomen Sturm wechselt.

Abbildung 5: *Die Entstehung von Überlastung und des autonomen Sturms*

Überlastung

Wenn man den Vorgang der Zersplitterung in Bezug auf den Sehvorgang genauer betrachtet, verhält es sich so, dass die visuellen Eindrücke in Form von Wellen in unsere Augen eindringen. Auf dem Weg zum Gehirn gelangen diese Wellen in eine Art von Flaschenhals des Verarbeitungssystems, was zu einem *Überdruck* oder zur *Überlastung* führt (der Begriff hängt davon ab, auf welche Quelle man sich bezieht), wobei die genauen Vorgänge noch nicht völlig erforscht sind. Wenn die sensorische Belastung zu groß wird, führt das beim Betroffenen zur Fragmentierung oder zum autonomen Sturm mit all seinen beängstigenden und extrem unangenehmen Begleiterscheinungen.

Zeitliche Abläufe spielen hier wahrscheinlich eine Rolle. Jede Verzögerung bei der Verarbeitung, Entschlüsselung und Reaktion auf die eintreffenden Informationen kann dazu führen, dass Eindrücke nicht mehr in einen Gesamtzusammenhang eingebettet und daher bedeutungslos sind, was in Verwirrung, Angst und zunehmendem Stress resultiert. Noch dazu bedeutet die Inkonsistenz hinsichtlich der Fähigkeit, einen Eindruck zu registrieren und zu verarbeiten, dass eine Person an manchen Tagen eine bestimmte Erfahrung aushalten kann, an anderen jedoch nicht. Wenn das Verarbeitungssystem bereits voller Eindrücke ist, kann schon der kleinste Reiz eine Überlastung auslösen.

Der autonome Sturm

Die Berichte von verschiedenen Autoren und Autorinnen mit ASS vermitteln uns einen Eindruck davon, wie es sich anfühlen mag, von einem autonomen Sturm überrollt zu werden.

> Als sie bemerkten, dass das Geräusch des Mopeds bei mir unangenehme Reaktionen hervorrief, begannen sie mich absichtlich zu erschrecken. Sie warteten, bis ich an ihnen vorbei gegangen war, und ließen dann plötzlich den Motor aufheulen. Durch den Krach begann der Boden unter meinen Füßen zu verschwinden, und ich konnte meine Umwelt nicht mehr sehen oder spüren. Oben und unten waren plötzlich ein und dasselbe, und ich hatte keine Ahnung, wo meine Füße waren. Um nicht hinzufallen oder innerlich zu explodieren, musste ich an dem Zaun neben mir Halt suchen, mich an ihn drücken und mich daran festklammern. Ich musste etwas spüren, das sich nicht bewegte, etwas, das fest in einer Welt verankert war, die völlig unvorhersehbar geworden war (Gerland, 1996).

> Während ich aufwuchs, erlebte ich ständig eine Art Zittern oder Vibrieren entlang meiner Wirbelsäule. Zu bestimmten Zeiten wurde das Vibrieren schlimmer, zu anderen Zeiten blieb es relativ ruhig, also konnte ich damit leben. Es war so wie das Gefühl kurz bevor man niesen muss, nur dass es scheinbar stecken geblieben war und in meiner Wirbelsäule festhing und sich in etwas Dauerhaftes verwandelte… Ich konnte mich etwas daran gewöhnen, aber es war permanente Folter, besonders dann, wenn sich die Intensität veränderte. Es war wie kalter Stahl, der meine Wirbelsäule hinunterfloss. Es war gleichzeitig hart und flüssig, wie Metallfinger, die von außen auf ihr herumtrommelten und sie kitzelten. Wie scharfe Splitter, die sich in meine Wirbelsäule bohrten, und in ihr sprudelte Limonade. Eiskalte Hitze und fieberhaft kaltes Bohren. Es

> war wie das Geräusch, wenn Kreide auf der Tafel kratzt, das sich in eine stille Konzentration des Fühlens verwandelte und dann in meinen Nacken platziert wurde. Von dort aus strahlte das metallische Gefühl in meine Arme ab, heftete sich fest an meine Ellenbogen und hörte nie auf. Es hörte nie auf (Gerland, 1996).
>
> Ich wurde von einer Empfindung überflutet. Es begann mit dem Gefühl, das man hat, wenn man eine Zitrone isst. Es war wie ein Brennen in meinem Nacken. Es breitete sich bis zu jeder Faser des Körpers aus, wie die Risse bei einem Erdbeben. Ich kannte dieses Monster. Es war das Große Schwarze Nichts und es fühlte sich so an, als käme der Tod mich holen. Ich wurde eingemauert, und meine Ohren schmerzten. Ich musste entkommen, raus aus dem Zimmer, raus aus diesem Ding, das an mir klebte und mich in meiner Fleischhülle erstickte. Ich begann zu schreien. Meine vier Jahre alten Beine rannten von einer Seite des Zimmers weg, schneller und immer schneller, und mein Körper prallte gegen die Wand wie ein Spatz gegen eine Fensterscheibe. Mein Körper zitterte. Hier war er. Hier kam der Tod. Ich will nicht sterben, ich will nicht sterben, ich will nicht sterben… Das Wiederholen der Worte wurde zu einem Muster, aus dem nur ein Wort hervorstach: das Wort „sterben“. Meine Knie fielen zu Boden. Meine Hände wischten am Spiegel entlang. Panisch suchten meine Augen nach den Augen im Spiegel, auf der Suche nach etwas, das eine Bedeutung hatte und mit dem ich mich verbinden konnte. Niemand, nichts, nirgendwo. Stille Schreie formten sich in meiner Kehle. Mein Kopf schien zu explodieren. Meine Brust bebte mit jedem letzten Atemzug an den Toren des Todes. Schwindel und Erschöpfung begannen den Schrecken zu verdrängen. Es war erstaunlich, wie viele Male ich täglich starb und dennoch am Leben blieb (Williams, 1992).

Sowohl Gunilla als auch Donna beschreiben eine Empfindung in der Wirbelsäule, die wie ein leicht brennendes, sprudelndes Gefühl im Nacken beginnt (wie beim Genuss von Zitronen oder Limonade) und sich dann in die restlichen Körperteile ausbreitet. Häufig kann man beobachten, wie sich die Betroffenen am Kopf und Nacken reiben oder darauf schlagen um zu versuchen sich in dem Moment, wo Angst und Aufregung einsetzen, zu desensibilisieren. (Manchmal hilft es, ein kaltes feuchtes Handtuch in den Nacken zu legen, um die Intensität der Empfindung zu mindern. Das Handtuch muss aber sehr kalt sein und der Person sofort angeboten werden.)

Der Grad der Überlastung oder Fragmentierung kann variieren. Wenn man Gunilla Gerlands Berichte über ihre Kindheit betrachtet, scheint sie sowohl von kontinuierlichen, schwächer ausgeprägten Empfindungen, die in der Intensität variieren, zu sprechen als auch von überwältigenden Sinneswahrnehmungen. Dies kann man sich so vorstellen wie den Unterschied zwischen einer kurzen technischen Störung und der Implosion eines Fernsehgeräts.

In einem verzweifelten Versuch, zumindest etwas den Überblick über die Situation zu bewahren, um die *Kohärenz aufrechtzuerhalten* und Fragmentierung zu vermeiden, entwickelt das autistische Gehirn *Bewältigungsstrategien*.

Bewältigungsstrategien

Wegen der bedrohlichen körperlichen Begleiterscheinungen möchten unsere Partner um jeden Preis verhindern, dass sie von Überlastung zum autonomen Sturm überwechseln. Bewältigungsstrategien fallen im weitesten Sinne in zwei Kategorien: sich wiederholende Verhaltensweisen und Rückzugsstrategien.

1) Sich wiederholende Verhaltensweisen und Themen

Manche Menschen mit schweren ASS konzentrieren sich kontinuierlich auf das Wiederholen einer bestimmten Verhaltensweise. Es kann schwierig sein, dies zu bemerken, denn es kann etwas so Unauffälliges wie der Atemrhythmus oder ein Schnalzgeräusch mit der Zunge sein. Eine verbreitete sich wiederholende Verhaltensweise besteht darin, die Finger oder Hände auf verschiedene Weise zu kratzen.

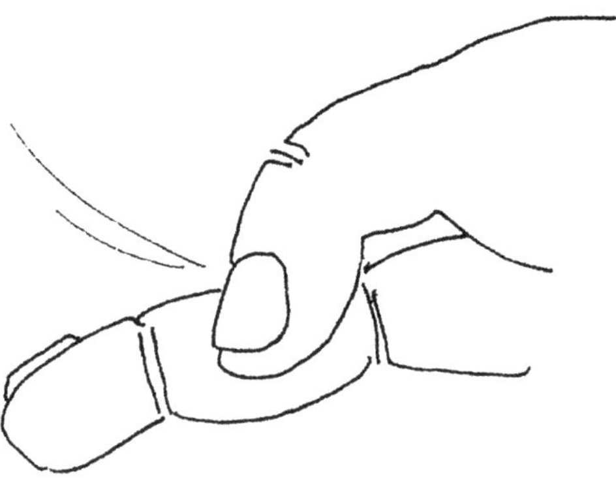

Abbildung 6: *Das Kratzen der Finger hilft, die Kohärenz zu wahren*

All diese repetitiven Aktivitäten dienen der Selbststimulierung, d. h. sie kreieren eine Art Konversation zwischen dem Körper und dem Gehirn. Das Gehirn sendet eine Nachricht an den Körper: „tu dies“ (was immer es sein mag), und der Körper schickt ein *Feedback* zum Gehirn in Form einer Empfindung, die bestätigt, dass „der Befehl“ ausgeführt wurde.

Wenn man bedenkt, dass eine Person mit ASS unbedingt die Kohärenz wahren und Ordnung in ihre chaotischen sensorischen Erfahrungen bringen möchte, ist es vielleicht akkurater, solches Verhalten eher im Kontext der *Selbsterhaltung* als der Selbststimulierung zu sehen. Es ist nicht so, als wäre ich ganz versessen auf die Empfindung an sich, die eintritt, wenn mein Daumen an meinem Zeigefinger kratzt. In einer Situation, die das Gehirn als lebensbedrohlich einstuft (ich bin nicht mehr in der Lage, Eindrücke angemessen zu verarbeiten, „mein Kopf rennt mir davon“) kreiere ich durch diese Aktivität vielmehr eine Empfindung, die mein Gehirn erkennt.

Da das Gehirn Schwierigkeiten hat, neue Bewegungen zu planen (und auch generell Probleme hat „abzuschalten“), wird dieser Gehirn-Körper-Kreislauf ständig wiederholt, bis er als Programm fest eingespeichert ist (Selbsterhaltung). Man könnte das mit einem Flussbett vergleichen: Je mehr es sich ausprägt, desto leichter kann das Wasser hindurchfließen.

Die Person mit ASS kann sich auf diese innere Konversation konzentrieren und äußere, störende Eindrücke – all das, was Donna Williams „das Blaba da draußen“ nennt – ausblenden. Der ganze Fokus ist darauf gerichtet, die eigene Welt zu verstehen, indem die Masse sensorischer Eindrücke reduziert und der „Überschuss“ ausgesondert wird, um die Kohärenz zu wahren. Durch die ständigen Wiederholungen wird das fixierte Verhalten schließlich tief verankert. Anstatt sich auf die innere Empfindung oder Konversation zu konzentrieren, erhalten manche Personen Stimulierung durch eine Aktivität, die sie sozusagen aus der äußeren Welt „entführen“, um damit ihre innere Welt zu nähren und zu bestätigen. Verbreitete Beispiele solcher *fixierten* Verhaltensweisen reichen vom einfachen Verrücken von Möbelstücken, dem Öffnen und Schließen einer Schranktür und dem Zerreißen von Papier bis zu komplexeren *Themen* wie dem Anschauen bestimmter Videos, dem Aufreihen von Spielzeugautos sowie zu Fixierungen auf Züge, Science Fiction oder Computer.

Menschen mit ASS berichten, dass, wenn sie sich auf das Wiederholen bestimmter Verhaltensweisen konzentrieren, es einen Bezugspunkt darstellt, der ihnen hilft, überwältigende Signale auszublenden. Es ist eine vorhersehbare Aktivität: Sie wissen dann genau, was sie tun, und das wiederum hilft ihnen, sich sicher zu fühlen.

Eine andere Methode, um Überlastung zu verringern, besteht darin, dass das Gehirn einen der Sinne „abschaltet". Donna Williams beschreibt, wie sie phasenweise entweder sehen oder fühlen konnte, jedoch nicht beides gleichzeitig. Beispielsweise konnte sie ihre Hand zwar sehen, jedoch nicht spüren, dass sie mit ihr verbunden war, oder sie spürte die Hand, aber konnte nicht sehen, dass sie ein Teil von ihr war. Ihre Hand war also ein Ding, das scheinbar losgelöst vor ihr in der Luft schwebte. Während manche Menschen zu wenig Informationen von ihren Muskeln erhalten, bleiben bei anderen während der Fragmentierung, die den autonomen Sturm begleitet, die *propriozeptiven* Empfindungen (ausgehend von bestimmten Sensoren in den Muskeln) intakt, während die restlichen Sinne in dem ganzen Durcheinander gewissermaßen zerschmelzen.

Wenn wir mit der Mimetischen Interaktion arbeiten, versuchen wir Zugang zur inneren Gehirn-Körper-Feedbackschleife der Person mit ASS zu erhalten – die innere „Nachrichtenübermittlung" oder Konversation, die Teil des gewohnten Repertoires des Gehirns und sofort erkennbar ist. Für unseren Partner ist dies eine „benutzerfreundliche" Methode, denn sie löst im Gehirn keine Überlastung aus. Wir verwenden diesen Ansatz, um die Aufmerksamkeit unseres Partners von einsamer Selbststimulierung hin zu einer Aktivität zu lenken, die wir teilen können.

Es ist dabei auch sehr wichtig zu beobachten, wie eine Person eine bestimmte Aktivität ausführt, denn durch das Wie erfahren wir, was die Person fühlt, ob sie beispielsweise entspannt oder aufgebracht ist.

2) Rückzugsstrategien

Abgesehen davon, Verhaltensweisen zu wiederholen, um Fragmentierung zu vermeiden, besteht ein anderer Weg darin, sich aus der Situation, die, ob richtig oder falsch, als Ursache für die sensorische Überlastung gesehen wird, zurückzuziehen. Man kann die Quelle entweder auf physische Art ausschalten, indem man sich versteckt, die Hände über die Ohren legt, die Augen schließt, sich wegdreht, aus dem Zimmer rennt, sich Kleider oder eine Decke über den Kopf zieht, um die sensorischen Eindrücke zu mindern, oder man kann die betreffende „schmerzhafte" Frequenz quasi übertönen, indem man einem anderen, lauteren Ton zuhört. Die Alternative ist, die Person, die man als Ursache der sensorischen Überlastung ansieht, anzugreifen, um sie „loszuwerden".

Um den Zustrom überfordernder sensorischer Eindrücke zu verringern, gibt es die Möglichkeiten der *Flucht* und der *Aggression*, zwei der klassischen

Verteidigungsmechanismen des Körpers. (Die dritte Reaktion, *„Freezing"*, zeigt sich nur manchmal in der Form von Stupor, wobei unser Partner wie ein ängstliches Kaninchen in eine Erstarrung fällt. Es ist auch möglich, dass er sich komplett in einer bestimmten Verhaltensspirale wie Weinen oder Lachen verfängt, die nichts damit zu tun hat, wie er sich wirklich fühlt.)

Was wir begreifen müssen, ist, dass bei Menschen mit ASS die Toleranzschwelle hinsichtlich der Aktivierung der Verteidigungsmechanismen extrem niedrig liegt, nahezu „ebenerdig".

Unser Partner versucht also, die Kohärenz aufrechtzuerhalten, indem er eine Verhaltensweise kontinuierlich wiederholt. Während der Stress ansteigt, wird dieses Verhalten zunehmend hektisch und aufgeregt. Wenn dies nicht hilft, beginnt die Person Rückzugsstrategien anzuwenden, und als Letztes versucht sie es mit Wegrennen oder Aggression. Manche Menschen gehen auch direkt in den Angriffsmodus über.

Eine Person zu beobachten, die einen autonomen Sturm erlebt, ist beängstigend, weil wir uns hilflos fühlen und um das Wohl des anderen und auch um das eigene Wohl besorgt sind. *Es ist überaus wichtig, dass man begreift, dass Menschen mit ASS so agieren, weil sie sensorische Überlastung erleben.* Sie kommen ganz einfach nicht mit dem, was in ihrem Gehirn passiert, zurecht. Das Gehirn signalisiert ihnen permanent, dass sie sich in Lebensgefahr befinden. Sie haben das Gefühl, als würden sie angegriffen, und reagieren entsprechend.

Zu manchen Zeiten können Menschen mit ASS mehr Stimulierung ertragen als zu anderen. Ob sie von Überlastung zum autonomen Sturm wechseln, scheint davon abhängig zu sein, wie viel Stress das Gehirn zu einem bestimmten Zeitpunkt wahrnimmt. Je größer der Stress, desto wahrscheinlicher ist es, dass die Person den inneren Zusammenhalt verliert. Je geringer der Stress, desto leichter ist es, die sensorischen Eindrücke zu verarbeiten (s. Abb. 5).

Kernpunkte

- Zu viele überfordernde sensorische Eindrücke führen zu einer Art von Flaschenhals des Verarbeitungssystems.
- Wenn sich in diesem Flaschenhals zu viel Druck aufbaut, zerbrechen die sensorischen Eindrücke in Fragmente, und die Person erlebt den „autonomen Sturm".

- Bewältigungsstrategien sind z. B. die Fixierung auf sich wiederholende Verhaltensweisen oder die Flucht aus der Situation, entweder indem man sich vor dem auslösenden Reiz versteckt oder indem man versucht, das, was man als Quelle der Überlastung ansieht, auszulöschen.
- Es ist letztere Strategie, die so häufig zum sogenannten herausfordernden Verhalten führt, das ich jedoch vorzugsweise als Stressverhalten bezeichne, da es eindeutig das Resultat von Stress ist.
- Wir müssen sehr darauf achten, welche Sprache wir verwenden, denn sie beeinflusst unser Denken.

3 Sensorischer Stress und seine Ursachen

Inhalt des Kapitels

- ✯ Eine schmerzhafte Erfahrung
- ✯ Zwei Stufen von Stress
- ✯ Faktoren, die Stress verursachen

Eine schmerzhafte Erfahrung

Es gibt viele Auslöser für sensorischen Stress und die Probleme, die er im Leben einer Person mit ASS verursacht. Die Beschreibungen der Reaktionen auf solche Reize reichen von „Verwirrung" über „Unwohlsein" bis hin zu „panischer Angst". Es ist wichtig, dass wir begreifen, dass wir unseren Partner ernsthaft verletzen können, wenn wir ihn einem sensorischen Reiz aussetzen, auf den er empfindlich reagiert. Das Aufspüren dieser Reize sollte für uns oberste Priorität haben. Wenn wir erst einmal verstanden haben, dass Verhaltensweisen, die uns zunächst bizarr vorkommen, in der Regel Versuche unseres Partners sind, sich selbst zu regulieren und die Kohärenz in einer für ihn chaotischen Welt zu wahren, ist das gar nicht so schwierig.

Um die sensorischen Reize herauszufinden, die solche Verhaltensweisen auslösen (und die von Person zu Person unterschiedlich sind), müssen wir unseren Partner sorgfältig beobachten. Warum schaukelt Jim auf eine bestimmte Art und Weise am Vorhang hin und her? Welche Bedeutung hat für ihn das physische Feedback, das er sich dadurch verschafft? Versucht er vielleicht durch dieses Verhalten Schwierigkeiten mit seinem Gleichgewichtssystem zu korrigieren?

Und warum lehnt es Matty, ein intelligentes Kind, das unter sehr hohem sensorischen Stress leidet, ab, PECS zu verwenden (*Picture Exchange Communication System*; bei dieser Kommunikationsmethode tauscht man Bildkarten aus, die für bestimmte Gegenstände oder Aktivitäten stehen), ist jedoch damit einverstanden, auf die Bilder einer Schautafel zu zeigen? Was ist an PECS so bedrohlich, dass er es nicht aushält, damit zu arbeiten? Es liegt jedenfalls nicht daran, dass er nicht kommunizieren möchte, was ist also der Unterschied? Kann es mit dem Geräusch zu tun haben, das entsteht, wenn Klettbänder, mit denen die Bildkarten befestigt werden, auseinandergerissen werden? Wir müssen lernen, „um die Ecke zu denken" und uns jedes Mal fragen: Welchen Vorteil bringt ein bestimmtes Verhalten unserem Partner?

Menschen mit ASS beschreiben ihre Empfindungen auf verschiedene Art und Weise:

> „Es ist so, als wäre man von zwanzig laufenden Fernsehgeräten umgeben, und der Lautstärkeregler funktioniert nicht. Der Versuch zu begreifen, was in jedem Moment passiert, ist eine Vollzeitbeschäftigung." (Weekes, o.J.)
>
> „Es ist so, als hätte man einen Löwen im Kopf." (Grandin, 1992)
>
> „Ich habe mein ganzes Leben lang damit verbracht zu begreifen, was geschieht." (Jolliffe, Lansdown & Robinson, 1992)
>
> „Ich habe keine Vorstellung davon, was in fünf Minuten passieren wird oder was vor fünf Minuten passiert ist." (Williams, 1995).

Es ist nicht nur so, dass die Vergangenheit bereits vergessen ist und die Zukunft unvorhersehbar; sogar die Gegenwart ist obskur und mit Angst behaftet: der Angst, einer Situation ausgesetzt zu sein, die Schmerz verursacht. Da das Gehirn Schwierigkeiten hat, den Zustrom von Informationen zu verarbeiten, kommt es dem Betroffenen so vor, als stünde sein Leben permanent auf des Messers Schneide, und er lebt in ständiger Angst vor dem Unbekannten und vor dem Einsetzen des autonomen Sturms.

Zwei Stufen von Stress

Der Effekt von sensorischem Stress ist, dass Menschen mit ASS oft keine Vorstellung davon haben, wo sie sich befinden und was sie tun.

Wenn wir genau zuhören, was sie uns zu sagen haben, lässt sich zwischen zwei Stufen von Stress unterscheiden. Die erste ist eine schwächer ausgeprägte Störfrequenz im Hintergrund, die meistens vorhanden ist. In Gunilla Gerlands Worten: „Ich konnte mich ein bisschen daran gewöhnen – auch wenn es mir wie Folter vorkam." (Gerland, 1996) Und dann gibt es noch die größeren Krisen, die „Stürme", wo alles im Kopf zu explodieren scheint.

Was aus der Sicht eines Außenstehenden zu einem Missverständnis führen kann, ist die Tatsache, dass eine Person manchmal gut mit einer Situation zurechtkommt, ohne auffällig zu werden, zu anderen Zeiten jedoch auf die gleiche Situation mit einem Anfall reagiert. (Wir neigen dann dazu, das Verhalten dieser Person negativ zu bewerten. Wir sehen z. B. jemand als „schwierig" oder ein Kind als „faul" oder „ungezogen" an, da wir gesehen haben, dass der Betreffende es auch „besser machen" kann.) Wenn wir bei der Zusammenarbeit mit unseren Partnern mehr Erfahrungen gesammelt haben, wird deutlich, dass das Ausmaß an Stress der entscheidende Faktor dafür ist, ob sie reagieren können oder ob Fragmentierung ausgelöst wird. Wenn die Person mit ASS ein geringes Maß an Stress erlebt, ist eine Fragmentierung weniger wahrscheinlich. Wenn der Stress-Level hoch ist, kann es leicht zu einer Fragmentierung kommen. Wir müssen uns also damit auseinandersetzen, was bei Menschen mit ASS Stress auslöst.

Faktoren, die Stress auslösen

Obwohl sie sich überschneiden, kann man im weitesten Sinne die Stressauslöser in folgende Kategorien einteilen:

- sensorische Verzerrungen,
- emotionale Überforderung,
- verwirrende Mitteilungen,
- hormonelle Probleme.

Sensorische Verzerrungen entstehen durch eine Art von „Flaschenhals" im Verarbeitungssystem. Signale aus der Außenwelt treffen schneller ein als sie verarbeitet werden können. Dies kann an einer Überempfindlichkeit (Hypersensitivität) gegenüber solchen Signalen liegen, die von jedem der Sinne ausgehen kann: Seh-, Gehör-, Tast-, Geschmacks-, Geruchs- oder Gleichgewichtssinn. Bei einer Unterempfindlichkeit ist dagegen das Problem, dass das Gehirn keine ausreichend starken Signale empfängt. Außerdem scheint das Verarbeitungssystem durch eine unspezifische Verwirrung überlastet zu sein. Wie diese Prozesse genau ablaufen, ist noch nicht geklärt, aber in jedem Fall haben Menschen mit ASS eine sehr konfuse Wahrnehmung der Welt, die wir teilen.

Emotionale Überforderung lässt sich am besten als eine Überempfindlichkeit gegenüber inneren Empfindungen und Feedback begreifen. Wenn wir von einem Freund angelächelt werden, empfinden wir, als nichtautistische Partner, vielleicht ein angenehmes Gefühl von Wärme; von einem Menschen mit ASS kann die gleiche Situation dagegen als eine Sturzflut überwältigender und oft unangenehmer Empfindungen erlebt werden. Das hängt mit verschiedenen Faktoren zusammen. Zuerst einmal ist es falsch zu denken, dass Menschen mit ASS nicht „fühlen“ können. Ganz im Gegenteil ist es sogar möglich, dass sie emotional überempfindlich sind. Wie bereits in der Einführung erwähnt, schreibt Thérèse Jolliffe: „Auch wir lieben andere Menschen, und auch wir fühlen uns einsam.“ Sie fügt jedoch hinzu, dass es schwierig ist, mit dem Feedback ihres eigenen Körpers zurechtzukommen. Sie fühlt sich so, als würde sie ertrinken.

Verwirrende Mitteilungen beziehen sich auf das, was Donna Williams als „das Blabla da draußen“ beschreibt – einfach nur Töne und Geräusche ohne Bedeutung. So stellt z. B. die Komplexität der Fähigkeit zur Interpretation, die nötig ist, um sprachliche Mitteilungen zu entschlüsseln, eine Person mit ASS vor unglaublich hohe Anforderungen, da es so viele Bedeutungsebenen zu beachten gilt. Sprache ist ein einziges Tretminenfeld.

Schließlich kann Stress durch *hormonelle Faktoren* verursacht und/ oder verschlimmert werden. Donna Williams berichtet, dass die hormonellen Schwankungen während der Pubertät überwältigend sind, besonders für Jungen. Sie fühlen sich leicht angegriffen und reagieren dann entsprechend – so, als wäre dies tatsächlich der Fall. Klinische Studien legen nahe, dass Kinder während der Pubertät sogar noch empfindlicher auf Reize reagieren, die Stress auslösen. Wir müssen daher noch stärker darauf achten, eine ruhige Umgebung zu schaffen und funktionale Kommunikationssysteme zu verwenden, die für unsere Partner bedeutungsvoll sind und den Aspekt der Körpersprache mit einbeziehen, damit wir uns besser auf sie einstimmen können.

Es ist wichtig hervorzuheben, dass jeder Mensch mit ASS unterschiedlich ist, und nicht jede Person reagiert empfindlich auf alle hier beschriebenen Auslöser. Es gibt ganz verschiedene Kombinationen. Außerdem hängt die Intensität der Reaktionen davon ab, wie stark die ASS jeweils ausgeprägt sind. Die Situation ist dennoch nicht hoffnungslos. Wir können sehr wohl Menschen mit ASS helfen, sogar jenen mit schweren ASS, wie in den späteren Kapiteln beschrieben wird. Zunächst müssen wir jedoch wissen, welche Probleme überhaupt auftauchen können. Es ist unsere Aufgabe herauszufinden, welchen spezifischen sensorischen Herausforderungen unser Partner gegenübersteht.

Die ersten drei der vier Kategorien von Stress auslösenden Faktoren müssen noch ausgeführt werden. Daher werden wir die Aspekte sensorische Verzerrungen, emotionale Überforderung und verwirrende Mitteilungen in den folgenden Kapiteln genauer betrachten.

Kernpunkte:

- Kinder und Erwachsene mit ASS erleben eine überwältigende „Bombardierung“ durch sensorischen Stress, der sowohl innerliche als auch äußerliche Ursachen hat.
- Sie können eine Hypersensitivität (akute Überstimulierung durch sensorische Reize) oder eine Unterempfindlichkeit gegenüber sensorischen Reizen erleben.

4 Sensorische Verzerrungen

Inhalt des Kapitels

- ✯ Hypersensitivität
- ✯ Sehen
- ✯ Hören
- ✯ Berührung und Körpergrenzen
- ✯ Gleichgewicht, Kopfbewegungen und Schwerkraft
- ✯ Schmecken und Riechen
- ✯ Synästhesie

Hypersensitivität

Was bedeutet Hypersensitivität? Als neurotypische Menschen verbinden wir mit diesem Begriff meistens eine besonders intensive Wahrnehmung von Sinneseindrücken. Das ist jedoch nicht der Fall. Würde ich hypersensibel auf Geräusche reagieren und neben Ihnen stehen, könnte ich hören, wie das Blut in *Ihren* Venen pumpt. Ein Mann wurde einmal gebeten, die Schmerzen, die seine Überempfindlichkeit gegenüber Licht verursachte, mit denen, die seine Nierensteine (gelten als besonders schmerzhaft) verursachten, zu vergleichen. Er bewertete den Schmerz in den Nieren mit fünf von zehn Punkten und die Lichtempfindlichkeit mit acht von zehn! Wir müssen begreifen, dass die autistische Erfahrung der Hypersensitivität den Rahmen einer neurotypischen Skala sprengt. Wir haben keine Vorstellung davon, wie schlimm es sein kann, von bestimmten Empfindungen förmlich „bombardiert" zu werden.

Überempfindlichkeit kann in Verbindung mit jedem der Sinne auftreten. Im Gegensatz zur allgemein vorherrschenden Ansicht hat die neuste Zählung 21 verschiedene Sinne ergeben! Diese Zahl schließt sowohl diejenigen Sinne ein, die Eindrücke von der Außenwelt empfangen, wie Seh-, Gehör-, Tast-, Geruchs-, Geschmacks- und Gleichgewichtssinn, als auch innere Wahrnehmungen wie Verlangen, Verlegenheit und andere tief verankerte Gefühle.

Dazu zählen auch propriozeptive Signale, die von Sensoren in den Muskeln und Organen ausgehen. Bei einer Unterempfindlichkeit empfängt eine Person dagegen kein ausreichend starkes Signal, um die betreffende Mitteilung zu verstehen oder angemessen zu verarbeiten. Das hängt meistens mit dem propriozeptiven System und den Wahrnehmungen, die aus den Muskeln vermittelt werden, zusammen. Abgesehen von Über- und Unterempfindlichkeit können auch allgemeine sensorische Verzerrungen auftreten, wie ein Mangel an Kontinuität und Stabilität, wenn sich die Größe und Form von Dingen verändert; ein Raum kann z. B. plötzlich kleiner werden. Grundsätzlich erzeugt das Gehirn eines Menschen mit ASS eine verzerrte Wahrnehmung der Welt, die wir teilen.

Sehen

Von allen Sinnen sind die sensorischen Störungen des Sehens am besten erforscht. Ein kleiner Junge sagt, seine Augen spielten ihm Streiche. Manchmal funktionierten sie „richtig" und manchmal nicht. Diese visuelle Verzerrung ist als *Irlen-Syndrom* oder *skotopische Empfindlichkeit* bekannt. Alles beginnt sich zu kringeln und herumzuspringen. Betroffene beschreiben dies wie eine Störung bei einer Fernsehsendung oder, als würde man in einen Zerrspiegel schauen oder in einem Kaleidoskop leben, wo die einzelnen Steinchen herumwirbeln und das Muster nie stabil ist. Ein weiteres Problem ist, dass das Auge (vielleicht als Bemühung, die Situation zu bewältigen) dazu tendiert, Details zu sehen und nicht das Gesamtbild. Manchmal kann man beobachten, wie ein Kind versucht, das, was es sieht, einzurahmen, indem es durch eine kleine Öffnung guckt.

> Donna Williams sagt, sie sieht die Teile, aber nicht das Ganze; die Blätter, aber nicht den Baum (Williams, 1992).
>
> Ros Blackburn, die ebenfalls autistisch ist, sagt, sie sieht Gegenstände ohne Kontext. Es ist so, als würde sie alles durch eine Röhre sehen. Sie sieht den Lichtschalter, aber nicht, dass der Lichtschalter dazu da ist, die Küchenlampe anzuschalten (Blackburn, 2004).

Das Irlen-Syndrom ist nicht nur auf Menschen mit ASS beschränkt. Es kann (bei manchen Menschen mit ASS) durch intensives Licht, bestimmte Muster und/oder Farben ausgelöst werden. (Die Farben variieren von Person zu Person.)

Die Intensität von Licht

Viele Menschen mit ASS kneifen häufig ihre Augen zusammen, besonders bei hellem Licht. Oder sie halten ihre Augen mit den Händen bedeckt oder bevorzugen es, in dunklen Räumen zu sitzen. Der Grund hierfür ist, dass sie helles Licht als schmerzhaft empfinden.

Da sein Verhalten so aggressiv ist, benötigt ein Mann vier Betreuer, die ihn ständig beobachten. Er sitzt auf einem Sofa, das einem Fenster gegenüber steht, und kneift seine Augen zusammen. Manchmal schaut er neben dem Sofa auf den Boden. Dann sind seine Augen weit geöffnet und entspannt. Das Umstellen des Sofas, sodass er nicht mehr direkt in das Licht schaut, resultiert in einem signifikanten Rückgang aggressiver Anfälle.

Verwenden Sie kein Neonlicht. Vermeiden Sie es, Menschen in hellem Licht sitzen und/oder aus dem Fenster schauen zu lassen. Achten Sie besonders darauf, dass Kinder nicht an grellbunten oder strahlend weißen Arbeitsplätzen sitzen, während sie mit der TEACCH-Methode arbeiten. Neonlicht kann besonders schmerzhaft sein, insbesondere dann, wenn es von einer hellen Oberfläche reflektiert wird. Probieren Sie Dimmer statt gewöhnlicher Lichtschalter aus, damit die Personen selbst die Lichtintensität verändern können. (Das hört sich vielleicht nur nach einer kleinen Veränderung an, sie kann bei manchen Menschen jedoch hinsichtlich ihres Verhaltens einen großen Unterscheid ausmachen.)

Muster

Wir versuchen, unseren Lebensraum bunt und fröhlich zu gestalten. In vielen Häusern und Wohnungen befinden sich gemusterte Tapeten, Teppiche und Möbel, die starke sensorische Stimuli darstellen und schwer zu verarbeiten sind. Bilder an den Wänden und Deko-Objekte tragen noch zum visuellen Chaos bei, das einen Menschen mit ASS überwältigen kann.

Ein Mann weigert sich, nach Hause zu gehen, nachdem seine Mutter den einfarbigen gegen einen gemusterten Teppich ausgetauscht hat. Sie kauft wieder einen einfarbigen, und der Mann kehrt zurück.

Eine Frau schlägt mit dem Kopf gegen die schwarzen Farbtupfer des Teppichmusters. Sie spuckt auf die dunklen Knoten, die sich im Holz des Tisches befinden, und auf die Kanten von Möbelstücken, die das Licht reflektieren. Danach verreibt sie ihren Speichel in dem Versuch, die Quellen ihres Unbehagens auszulöschen.

Ein Mann schlägt seinen Betreuer nur dann, wenn dieser einen schwarzen Pulli mit einem weißen Zickzack-Muster trägt. Das Verhalten hört auf, sowie der Betreuer diesen Pulli bei der Arbeit nicht mehr trägt.

Eine Frau reißt wiederholt die Bilder von ihren Wänden.

All diese Menschen protestieren gegen visuelle Überlastung. Achten Sie bei der Raumgestaltung darauf, eine beruhigende Umgebung zu schaffen.

Farben

Auf diesem Gebiet muss noch viel Forschung betrieben werden, aber die Anzeichen häufen sich, dass manche Menschen mit ASS visuelle Informationen bei bestimmter farbiger Beleuchtung viel besser verarbeiten können.

Im Fachbereich Erziehungswissenschaften der Universität in Birmingham werden die Verhaltensveränderungen autistischer Kinder in einem grauen Zimmer bei unterschiedlicher Beleuchtung gefilmt. Hinsichtlich der Reaktionen auf die verschiedenen Farben des Lichts werden signifikante Unterschiede deutlich. (Obwohl es nicht ausschließlich um den Kontrast zwischen rot und grün geht, wenden sich die Kinder in den Videos, die ich gesehen habe, bei roter Beleuchtung von ihrem Lehrer ab, und bei grüner begrüßen sie ihn.) In einer Spielecke ist das Verhalten von zwei von sechs autistischen Kindern besser bei grüner als bei roter Beleuchtung. Bei roter Beleuchtung wandern alle umher und starren die Lampen an. Bei grüner Beleuchtung kommen sie zusammen, setzen sich hin und kooperieren.

Ein autistisches Kind beruhigt sich, wenn es in ein blau beleuchtetes Zimmer gebracht wird.

Es ist leicht, „fixieren“ mit „mögen“ zu verwechseln. BetreuerInnen denken oft, dass ihre Partner „etwas mögen“, z. B. Blickkontakt, während die Partner tatsächlich jedoch auf dieses Verhalten fixiert sind, um die Kohärenz zu wahren. Wenn man eine Fixierung unterbricht, ist es wahrscheinlich, dass man angegriffen wird. Wenn unsere Partner etwas mögen, besteht eine größere Wahrscheinlichkeit, dass sie es gern mit uns teilen.

Ein Mann verwüstet täglich sein Zimmer. Dieses Verhalten hört komplett auf, als die Wände und alle Möbel in einem blassen Grün gestrichen werden.

Ein Kind verhält sich im Sandkasten des Spielbereichs auffällig. Beim Mittagessen höre ich die Leiterin der Küche sagen: „Gib ihm keinen gelben oder roten Teller, sonst wirft er sein Essen auf den Boden." Es stellt sich heraus, dass der Spielbereich mit Fliesen in einem knalligen Orangeton umrandet ist.

Eine Mutter schenkt ihrem Sohn einen neongrünen Läufer, um sein Zimmer „aufzupeppen". Jeden Tag wirft der Sohn den Läufer aus dem Zimmer, und seine Mutter fordert ihn auf, ihn wieder ordentlich hinzulegen. Als sie jedoch das Problem begreift, beseitigt sie den Läufer.

Aber auf der anderen Seite:

Vor dem Mittagessen rennt ein kleiner Junge aus seinem Klassenzimmer und sucht sich einen roten Stuhl zum Sitzen. Er wird sehr aufgebracht, als die Lehrerin darauf besteht, dass er einen grauen Stuhl nimmt. Wenn dieses Kind auf einem roten Stuhl sitzt, weiß es genau, was es tut, und fühlt sich sicher.

Das Erforschen des Irlen-Syndroms (skotopische Empfindlichkeit) bei Menschen mit ASS entwickelte sich eher zufällig bei einer Studie über die Legasthenie, als deutlich wurde, dass eine Anzahl von Menschen mit Legasthenie durch das Tragen eingefärbter Linsen Verbesserungen erlebten. Manche Menschen mit ASS realisierten durch dieses Hilfsmittel, dass in ihrer alltäglichen Wahrnehmung nicht nur Buchstaben oder Zahlen „herumhüpften", sondern schlichtweg alles.

Donna Williams berichtet, dass, als sie zum ersten Mal eine Brille mit speziell eingefärbten Gläsern (sogenannte „Irlen-Spektralfilter") trug, „sich alles irgendwie verschob", und sie dachte: „Oh mein Gott, das ist also, was alle anderen sehen." Die Anzahl der Bilder, die zusammenhangslos in ihrem Gehirn „herumschwebten" wurde reduziert, und es wurde einfacher zu verstehen, was vor sich ging. Als sie die Brille ablegte, kehrte die Verwirrung zurück: „Alles entglitt mir irgendwie." (Williams, 1995, 1996, 1998) Ein Mann, der nicht spricht, reagiert auf das Tragen einer Brille mit eingefärbten Gläsern, indem er den Kopf hebt. Vor Staunen steht ihm der Mund offen, als er sich im Zimmer umsieht, als sähe er die Welt zum ersten Mal.

Wenn man die Bilder vergleicht, die unsere Partner mit oder ohne Irlen-Brille malen, lassen sich gewaltige Unterschiede in Bezug darauf erkennen, was sie alles in ihrer Umgebung sehen können. Als Erstes wird ein Junge gebeten, alles zu malen, was er im Raum sieht, ohne seine Spezialbrille zu tragen. Er malt einen Blumenstrauß. Als der Junge seine Brille aufsetzt, stellt sich heraus, dass der Blumenstrauß ein Schablonendruck an der Rückwand der Toilette ist. Jetzt, wo er sehen kann, malt der Junge die ganze Toilette, die

Badewanne mit Wasserhähnen, die Tür samt Klinke und das Medizinschränkchen mit den verschiedenen Flaschen, die oben drauf stehen.

Ohne seine eingefärbten Brillengläser kann der Junge nur einen Blumenstrauß sehen. Er fokussiert sich auf die Blumen, um überhaupt irgendetwas sehen zu können. Er weiß, dass er, wenn er auf die Toilette muss, sein Knie nahe dem Blumenstrauß platzieren muss.[3] Diese Erkenntnisse sind wegweisend, insbesondere im Hinblick auf das Unterrichten. Eine Person mit Irlen-Syndrom fokussiert sich möglicherweise nur auf ein einziges Objekt im Raum und sieht nichts anderes.

Eine Zusammenfassung der Fakten, die über das Irlen-Syndrom bekannt sind:

- Obwohl das Irlen-Syndrom auch bei neurotypischen Menschen auftritt, ist es bei Menschen mit ASS am weitesten verbreitet.
- Manche Menschen mit ASS, die visuelle Verzerrungen erleben, erzielen durch das Tragen eingefärbter Brillengläser Verbesserungen.
- Solche Probleme der visuellen Wahrnehmung werden nicht durch einen gewöhnlichen Sehtest erkennbar. Der Test muss von einem qualifizierten Spezialisten durchgeführt werden.
- Obwohl die Menschen, mit denen ich zusammengearbeitet habe, sich bei grünem oder manchmal blauem Licht besser fühlen und verhalten, ist das nicht in jedem Fall so. Die optimale Farbe ist für jeden unterschiedlich. Gläser, die mit der „falschen“ Farbe eingefärbt sind, können die Verzerrungen noch verschlimmern.
  Es muss noch mehr Forschungsarbeit erfolgen.
- Manchen Menschen im autistischen Spektrum, besonders jenen, die einen Augentest nicht aushalten, kann dadurch geholfen werden, indem man farbige Glühbirnen verwendet. Probieren Sie es mit grünen oder blauen und beobachten Sie mögliche Verhaltensänderungen. (Beachten Sie, dass eine Person, die z. B. am besten mit rosa Brillengläsern zurechtkommt, eine grüne Glühbirne benötigt und umgekehrt. Wir arbeiten mit der jeweiligen Komplimentärfarbe.)
- Eine Lampe mit der passenden farbigen Glühbirne kann z. B. am Schreib- oder Arbeitstisch befestigt werden, um den Arbeitsplatz in das entsprechende Licht zu tauchen.
- Zusammengekniffene Augen sind ein Anzeichen für eine skotopische Empfindlichkeit, besonders bei hellem Licht, genau wie die Vorliebe für

3 Mündliches Gespräch mit Ann Wright vom Irlen-Center, UK

gedämpftes Licht und für eine bestimmte Farbe oder wie die Abneigung gegen eine bestimmte Farbe.

Möglicherweise wirkt sich die Unterstützung und Regulierung des individuellen Verarbeitungsprozesses nicht nur auf jeweils einen der Sinne aus. Wenn man die visuellen Stimuli reguliert, hilft es manchmal der Person, auch andere Sinneseindrücke besser zu verarbeiten. Donna Williams berichtet beispielsweise, dass sie, wenn sie ihre eingefärbten Brillengläser trägt, auch besser hören kann.

Hören

Töne und Geräusche sind nicht konsistent: Manchmal sind sie laut, und manchmal verklingen sie vollständig.

„Ich werde sogar von meiner eigenen Stimme in Überlautstärke beschallt."

„Wenn die Spülung der Toilette betätigt wird, ist das manchmal so, als ob ich gleich von einem Zug überfahren werde." (Grandin, 1992)

Ein Kind berichtet seiner Mutter, dass sich das Herabrieseln einer Schneeflocke wie zersplitterndes Glas anhört.

Geräusche müssen nicht laut sein, um Unbehagen und Schmerzen zu erzeugen. Außerdem sind sie sehr individuell: z. B. das Klicken eines Kugelschreibers, Metallbesteck, dass auf dem Teller kratzt, das Geräusch einer Heizung oder einer Klimaanlage.

Bestimmte Geräusche (in der Regel Hochfrequenzen) tun weh. Die *Hyperakusie* ist eine akute und schmerzhafte Empfindlichkeit gegenüber Geräuschen. Das gleiche Geräusch verursacht manchmal Schmerzen und manchmal nicht. Eine solche Überempfindlichkeit ist manchmal auf einem Ohr schlimmer. Es kann hilfreich sein, einen Wattestöpsel in diesem Ohr zu tragen, da das andere ja perfekt hören kann.

Auf einem Video kann man sehen, wie ein Kind zusammenzuckt, wenn sein Betreuer von seiner rechten Seite aus eins seiner Geräusche imitiert.

Diese Überempfindlichkeit scheint ein rein physisches Problem zu sein:

Ein Mann wird extrem aggressiv, wenn er bestimmte Geräusche hört. Sein Audiologe stellt für ihn ein spezielles Hilfsmittel her, das wie ein Hörgerät geformt ist. Er bohrt ein Loch hinein und füllt das Loch mit schalldämmendem Material, das jene Frequenzen abhält, gegen die er empfindlich ist. Das schwierige Verhalten des Mannes hört auf."[4]

Wenn wir erkannt haben, dass unser Partner ein bestimmtes Geräusch schwer aushalten kann (wenn ihn z. B. das Klingeln des Telefons aufregt), sollten wir ihn folglich diesem Geräusch nicht weiterhin aussetzen, weil es ihm Schmerzen bereiten würde. In diesem Fall sollten wir den Klingelton verändern. Eine Desensibilisierung ist besonders schwierig und selten erfolgreich. Selbst wenn unser Partner sich scheinbar an das betreffende Geräusch gewöhnt, kann es dennoch Stress verursachen, nicht nur in dem Moment, wo es einsetzt, sondern auch, weil er ständig befürchtet, dass es einsetzen *könnte*. Je mehr Stress sich aufbaut, umso größer ist die Wahrscheinlichkeit, dass die Person in den Zustand der Fragmentierung und des autonomen Sturms überwechselt.

Eins der Merkmale des Autismus ist, dass das Gehirn nicht so einfach „abschalten" kann, und daher bleiben akustische Informationen in einer Endlosschleife stecken. Dies wird „Perseveration" genannt; ein Geräusch (oder ein anderer unverarbeiteter Stimulus) bleibt u. U. den ganzen Tag über im Kopf hängen.

Ein Mann nimmt sein Frühstück in einem lauten Raum ein und geht danach in sein Zimmer, wo er bis zu zehn Stunden lang mit dem Kopf gegen die Wand schlägt – so lange, wie die lauten Geräusche weiterhin in seinem Kopf nachhallen. Das Verhalten hört auf, als ihm ein ruhiger Bereich zugewiesen wird, wo er frühstücken kann.

Manchmal irren auch widersprüchliche Mitteilungen im Kopf umher, was den Betroffenen extrem aufbringt.

Ein Mann weiß, dass vor dem Abendessen immer ein Bus vor dem Eingang anhält, aber er kann das Konzept von zeitlichen Abständen nicht verstehen. In dem Zeitraum nach der Ankunft des Busses und vor dem Servieren des Abendessens fängt der Mann an zu brüllen und sich zu beißen. (Aus seiner Sicht folgt das Abendessen auf die Ankunft des Busses; das Abendessen ist jedoch nicht da.) Glücklicherweise geht er gerne spazieren, also begleitet ihn ein Betreuer nach draußen, bevor der Bus ankommt, und sie kehren erst zurück, wenn das Essen auf dem Tisch ist. Das ist das Ende dieses speziellen Problems.

4 Gespräch mit Michael Brown, Facharzt für Audiologie am Royal Lancaster Infirmary.

Sprechen Sie immer in einem ruhigen Ton (Gillingham 1995). Ihr Kommunikationspartner ist dann viel besser in der Lage, das, was Sie sagen, zu verarbeiten und zu verstehen.

Berührung und Körpergrenzen

Was die meisten Menschen unter „Berührung" verstehen, betrifft genauer betrachtet nicht nur ein, sondern zwei Sinne: Wir nehmen die Welt über unsere Haut wahr (Hitze, Kälte und Druck), empfangen jedoch auch Wahrnehmungen aus dem eigenen Körper (z. B. aus Muskeln, Sehnen und Gelenken), die durch Bewegung und inneren Druck entstehen. Wenn ich mit dem Daumen auf den Tisch drücke, spüre ich nicht nur die glatte Oberfläche der Tischplatte (*taktile Reaktion*), sondern erhalte außerdem eine innere Empfindung durch den Druck auf die Gelenke in meinem Daumen (*propriozeptive Reaktion*).

Bei der Propriozeption geht es um die Verarbeitung von Wahrnehmungen aus dem eigenen Körper, z. B. aus Muskeln, Sehnen und Gelenken. Dabei werden Informationen durch das Dehnen oder Zusammenziehen der Muskeln, durch das Beugen und Strecken der Gelenke und durch die Ausübung von Druck/Gegendruck vermittelt. Die meisten propriozeptiven Wahrnehmungen werden unbewusst verarbeitet. Überraschenderweise spielt die Propriozeption eine wichtige Rolle dabei, unsere Emotionen zu modulieren und unsere motorischen Aktivitäten zu beeinflussen. So kommt es z. B. dazu, dass wir manchmal Türen zuschlagen oder mit den Füßen aufstampfen, wenn wir wütend sind. Das propriozeptive System basiert auf Berührung und Bewegung, erfordert jedoch auch einen aktiven Widerstand von unseren Muskeln und Gelenken. Manche Menschen beißen, schubsen, schlagen und werfen Gegenstände als Versuch, propriozeptive Stimuli zu erhöhen. Manche greifen sogar ihre BetreuerInnen an, um eine Fixierung zu erreichen und dadurch das Druckempfinden zu verstärken. Umgekehrt bedeutet das laut Blairs und Slater, dass ein starker Druck wie eine feste Umarmung effektiv sein kann, angstbedingtes „herausforderndes Verhalten", zu reduzieren und nachfolgend auch Medikamente und die Maßnahme der Fixierung zu verringern (Blairs & Slater, 2007).

Während ein fester Druck, der von den Händen ausgeht, beruhigend wirken kann, kann die Berührung mit einem weichen Pinsel schmerzhaft sein und Stress auslösen.

> „Es fühlt sich so an, als ob eine Menge von Spinnen versucht, aus meiner Haut zu krabbeln." (Kind, anonym)

Der Begriff „taktile Defensivität" bedeutet die Tendenz, auf Berührungen abweisend oder ablehnend zu reagieren. Die meisten Menschen zucken bei einer überraschenden Berührung zurück, aber ein Kind, das taktil-defensiv ist, reagiert auch auf solche Stimuli überempfindlich, die die meisten von uns nicht stören würden. Es ist schwierig, die Konzentration auf die Umwelt aufrechtzuerhalten, wenn man überempfindlich gegen bestimmte Empfindungen ist, z. B. dem Reiben der Kleidung auf der Haut oder dem Kontakt zwischen Haar und Kopfhaut.

Intensive Druckempfindungen scheinen eine übermäßige taktile Empfindlichkeit auszubalancieren. Wenn wir uns gestoßen haben, reiben wir z. B. fest an dieser Stelle. Fester Druck hilft, die Schmerzimpulse zu blockieren.

Die Sensorische Integrationstherapie verwendet festen Druck, um Kindern zu helfen, ihren Körper und ihre Körpergrenzen zu spüren, etwas, wozu viele Menschen mit ASS nicht in der Lage sind. Sie spüren z. B. nicht, dass ihre Hand mit ihnen verbunden ist, und sie haben kein Gefühl dafür, wo ihr eigener Körper „aufhört" und wo die anderen Menschen „anfangen". Temple Grandin ist bekannt dafür, dass sie, basierend auf einer Vorrichtung, mit der Rinder fixiert werden, während sie gebrandmarkt werden, für sich selbst eine „Druckmaschine" konstruierte, um sich gegen schmerzhafte Stimuli, die sie auf ihrer Haut verspürte, zu desensibilisieren.

Wenn sowohl fester als auch leichter Druck als Stimulus über die Haut empfangen wird, wie ist es dann möglich, dass das Gehirn zwar in der Lage ist, Druck zu verarbeiten, der tief in den Muskeln wahrgenommen wird, jedoch nicht leichte Berührungen, die durch die Berührungsrezeptoren in der Haut wahrgenommen werden? Jane Horwood ist der Ansicht, dass man darüber nachdenken sollte, wie das Gehirn die unterschiedlichen Berührungen lokalisiert.

Wenn eine Berührung fest ist und ungefähr sechs Sekunden lang aufrechterhalten wird, dann unterstützt die Kombination aus taktilen und propriozeptiven Rezeptoren den Verarbeitungsprozess, was zum Teil durch den modulierenden oder regulierenden Einfluss des propriozeptiven Systems bedingt ist. Eine leichte Berührung ist dagegen viel schwieriger zu lokalisieren. Zwar weckt sie zunächst die Aufmerksamkeit und wirkt stimulierend, aber dann wird das Gehirn von so vielen anderen Stimuli bombardiert, dass es nicht mehr herausfiltern kann, was gerade passiert ist.

Taktile Impulse werden offenbar in vielen Bereichen des Gehirns empfangen, und der Berührungs-/Tastsinn hilft dabei, die Eindrücke im Gehirn zu organisieren. Ohne ein hohes Maß an taktiler Stimulierung tendiert das Gehirn dazu, auf sensorische Eindrücke unbeständig und unberechenbar zu reagieren. Zu wenig Berührung kann zu einer Verstärkung taktiler Defensivität führen. Kinder, die taktil-defensiv sind, benötigen dennoch ein hohes Maß an taktiler Stimulierung bzw. sehnen sie sich auch häufig danach, aber sie muss auf kontrollierte Weise erfolgen und mit dem Anbieten von einem festen, starken Druck kombiniert werden.

Das taktile System im Gesichts- und Kopfbereich unterscheidet sich von dem des restlichen Körpers. Taktile Defensivität kann in diesem Bereich stärker ausgeprägt sein. Ein Kind schreit z. B., wenn man seine Haare berührt. Manchmal ist es hilfreich, dem Kind eine feste Kopfmassage anzubieten, bevor man seine Haare bürstet.

Gewichte und Druck helfen manchen Menschen, die nicht ausreichend starke Signale von ihrem Körper (Unterempfindlichkeit) empfangen und in Verwirrung geraten, sich besser darauf zu konzentrieren, wo sie sich im (dreidimensionalen) Raum befinden.

Ein Mann trägt eine Klammer an seinem Finger. Das leichte Schmerzgefühl hilft ihm, die Kohärenz zu wahren. Zumindest hat er einen Bezugspunkt, der ihm hilft zu verstehen, was vor sich geht.

Ein Kind läuft auf den Zehen und flattert mit den Armen. Es versucht ein Gefühl zu erzeugen, das stark genug ist, um ihm zu vermitteln, wo es sich im Raum befindet.

Ein Kind, das immer alleine sitzt und nicht am Stuhlkreis teilnimmt, ist auf einmal dazu in der Lage, wenn es vorher eine Weile mit großem Körpereinsatz auf dem Trampolin gehüpft ist.

Ein Junge, der nicht die Straße überqueren kann, ist dazu in der Lage, wenn man ihm schwere Einkaufstüten zum Tragen gibt. Ein anderer trägt einen Rucksack mit einem Buch, damit er weiß, wo er sich im Raum befindet. Ein anderer Junge spielt gerne mit Knete. Er legt sich immer auf die Türschwelle seines Hauses, wenn er von draußen kommt. Wenn man ihm eine schwere Schüssel mit Knetmasse zum Tragen gibt, kann er direkt in das Haus gehen.

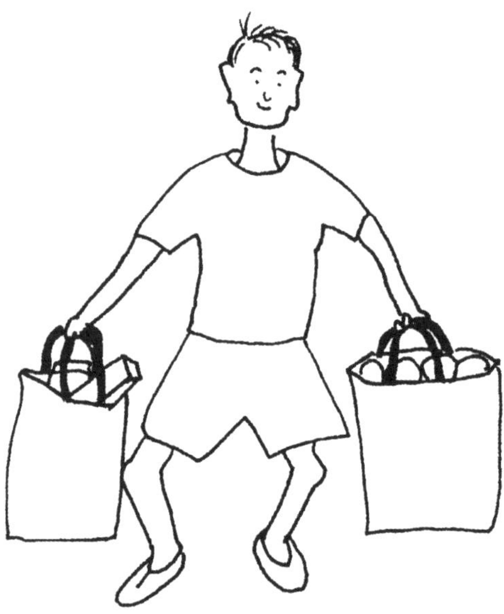

Abbildung 7: *Sich auf Gewichte konzentrieren*

Manche Menschen können nur an bestimmten Stellen Schmerz tolerieren, z. B. in der Handfläche, an der Fußsohle oder am Spann. Gunilla Gerland berichtet, dass sie Schmerzen umso besser ertragen kann, je weiter sie vom Kopf entfernt sind. Wenn Sie jemanden berühren müssen, der taktil-defensiv ist, zeigen oder beschreiben Sie der Person, was Sie tun werden – und warten Sie, bis Ihr Partner dies verstanden hat. Das gibt dem Körper Zeit, sich auf die Berührung vorzubereiten. Bieten Sie immer einen festen, starken Druck an.

In diesem Zusammenhang ist erwähnenswert, dass man manche Kinder und Erwachsene durch ein Vibrationsgerät unterstützen kann, da dies ein sehr starker Stimulus ist, auf den sich die Person konzentrieren kann. Bei der Anwendung ist es wichtig, dass man das Gerät wiederholt ein- und ausschaltet, anstatt es durchgängig in Betrieb zu lassen. Die Unterbrechungen sind der eigentliche Stimulus, nicht das kontinuierliche Vibrieren. Bei dieser Methode können Probleme auftauchen, wenn sich die Aufmerksamkeit von der persönlichen Interaktion auf das Gerät, das sogenannte „dritte Objekt“, verlagert. Das kann nicht nur unserem Partner passieren: Beide Seiten können die zwischenmenschliche Brücke aus den Augen verlieren. Und gerade die gegenseitige Aufmerksamkeit ist ja der entscheidende Faktor hinsichtlich der Fähigkeit zur Interaktion. Eine Methode, um den Kontakt oder die Interaktion aufrechtzuerhalten, besteht darin, Variationen einzuführen, damit das Gehirn unseres Kommunikationspartners wach bleibt und sich immer wieder auf uns bezieht um herauszufinden, was wir als Nächstes tun werden.

Als ich mit einem Jungen zusammenarbeitete, der sehr träge und extrem schwer zu motivieren war, setzte ich ihn auf ein Trampolin und stellte das Vibrationsgerät unter das Sprungtuch, sodass die gesamte Oberfläche vibrierte und auch das Geräusch reflektiert wurde. Wir entwickelten ein sehr lustiges Spiel, wobei der Junge wiederholt auf und unter das Trampolin kletterte, um das Vibrationsgerät zu „fangen“, das ich wiederum abwechselnd nach oben und nach unten stellte.

Ein Mädchen mochte es nicht, wenn das Vibrationsgerät auf ihren Rücken gelegt wurde. Als das Gerät jedoch auf eine Schranktür gestellt wurde, die als Resonanzplatte fungierte und das Geräusch verstärkte, legte das Mädchen ihre Hände auf das Vibrationsgerät und streichelte es.

Während ein Kind aufwächst, helfen ihm seine sensorischen Systeme, ein *Körperschema* zu entwickeln, eine Art von „innerer Landkarte“ des Körpers, die Informationen darüber vermittelt, wo der eigene Körper „anfängt“ und wo er „aufhört“, in welcher Beziehung die einzelnen Teile zueinander stehen und welche Bewegungen jeder Teil ausführen kann. Wenn wir über ein gutes Körperschema verfügen, können wir z. B. leicht abschätzen, ob wir uns in einem überfüllten Raum an einer Person „vorbeischlängeln“ können. Wir verfügen über eine gute Koordinationsfähigkeit. Ein mangelndes Körperschema führt dagegen zu Schwierigkeiten bezüglich der Orientierung am eigenen Körper. Es ist dann schwierig, die eigenen Körpergrenzen wahrzunehmen und zu spüren, ob bestimmte Körperteile zum eigenem Körper gehören.

Donna Williams beschreibt, wie sie zwei Jahre lang mit der Hand vor ihrem Körper hin und her wedelte. Solch eine Gewohnheit sieht zunächst wie ein typisches repetitives Verhalten aus, bis man versteht, dass in diesem Fall das Gehirn entweder das Sehen oder das Fühlen „abschaltet“, um zumindest einen Teil des Zustroms von Sinneseindrücken verarbeiten zu können. Das heißt, Donna Williams konnte entweder ihre Hand sehen, aber nicht spüren, oder die Hand spüren, jedoch nicht sehen. Sie konnte also nicht begreifen, dass die Hand zu ihr gehörte, sondern sah sie als ein irritierendes Ding an, das vor ihr herumflatterte und das sie loswerden wollte.

Manche Menschen mit ASS, die *unterempfindlich* gegen propriozeptive Signale sind, erleben die Umwelt als dermaßen aufdringlich, dass sie sich fast vollständig zurückziehen. Hier kann das Einbeziehen von durchsichtigen Glas- oder Plexiglasscheiben hilfreich sein, auf die sie z. B. klopfen können, um ihre mangelnde propriozeptive Wahrnehmung durch den Berührungssinn zu überprüfen.

Ein Mann lebt im Freien. Selbst im Winter kommt er nur zum Essen herein, das er herunterwirft und dann vom Boden isst. Danach geht er wieder nach draußen. Manchmal klopft er gegen die Fensterscheiben und lacht, wenn ihn jemand ansieht. Ich äußerte meine Vermutung, dass er zwar kommunizieren möchte, jedoch nur dann dazu fähig ist, wenn er weiß, wo er ist. Wir begannen, eine Plexiglasscheibe zu verwenden. Eine meiner Studentinnen legte sie sich auf den Schoß und klopfte jedes Mal dagegen, wenn der Mann vorbeilief. Nach einer Weile kam er herein, lief um sie herum und beobachtete sie. Als wir zum zweiten Mal in der Betreuungseinrichtung waren, lag die Plexiglasscheibe auf dem Boden, während wir der Teamleiterin erklärten, was wir vorhatten. Der Mann kam sofort herein, hob die Scheibe hoch, legte sie der Teamleiterin auf den Schoß, klopfte dagegen und lachte sie an.

Ein anderer Mann hatte sich in sein Zimmer zurückgezogen, und die BetreuerInnen hatten große Schwierigkeiten, sein Zimmer zu betreten, um seine Körperpflege zu verrichten. Er reagierte auf nichts, bis ich damit begann, mit ihm unter Einbeziehung seiner Körpersprache durch die Glasscheibe in seiner Tür hindurch zu kommunizieren. Sofort begann er zu lachen und zu interagieren. Er wusste nun genau, wo ich war, und ich war für ihn nicht länger bedrohlich oder aufdringlich.

Ein Mädchen ist in der Lage, mit seiner Lehrerin zu interagieren, wenn diese draußen vor dem Fenster steht und ihre Nase gegen die Scheibe drückt. Dies kreiert eine Grenze zwischen den beiden, die das Mädchen wahrnehmen kann.

Kinder mit einem mangelnden Körperschema spielen gern in Kisten oder schaukeln gern, wenn sie dabei auf dem Schoß eines Erwachsenen sitzen können. Diese konkreten physischen Begrenzungen helfen offenbar bei der Entwicklung des Körperschemas. Fester, starker Druck und Gewichte sind ebenfalls hilfreich. Ein Kind, das nicht springen kann, ist dazu in der Lage, wenn es Gewichtmanschetten an den Fußgelenken trägt. Ein anderes Kind kann schreiben, wenn es einen mit Gewicht beschwerten Bleistift verwendet. Generell sind für ein Kind mit mangelndem Körperschema die Aktivitäten schieben, ziehen, springen und hängen hilfreich. Diese Empfindungen sind für das Kind offenbar bedeutungsvoll und bringen häufig positive Reaktionen hervor.

Gleichgewicht, Kopfbewegungen und Schwerkraft

Informationen, die das Gleichgewicht betreffen, werden durch das *vestibuläre System*, das sich im Innenohr befindet, zum Gehirn geleitet. Wir erhalten z. B. Informationen darüber, ob wir uns bewegen und wie schnell und in welche Richtung die Bewegung erfolgt. Es beeinflusst auch die Körperhaltung. Eine Überstimulierung kann z. B. zur Reisekrankheit führen, und bei zu geringer Stimulierung verspüren manche Menschen ein starkes Bewegungsbedürfnis und gehen u. U. sogar Sicherheitsrisiken ein, um es zu befriedigen.

Kinder mit ASS tendieren dazu, Bewegungsaktivitäten entweder zu bevorzugen und zu initiieren oder sie komplett abzulehnen. Manchen Kindern wird beim Schaukeln oder bei Drehbewegungen nicht schwindelig, da sie solche Eindrücke gar nicht richtig registrieren. Eine lineare Bewegung, z. B. in einem Schaukelstuhl zu sitzen und sanft zu schaukeln, wirkt beruhigend, während Bewegungen, die sich verändern, stimulierend wirken und die Wahrnehmungsprozesse fördern. Für ein Kind, das nicht reagiert, kann es hilfreich sein, wenn ständig die Bewegungsaktivität verändert wird, sodass es immer wieder unerwartete und überraschende Sinneseindrücke erhält. Z. B. können wir mit schnellen Schaukelbewegungen beginnen, dann das Kind im Kreis herum drehen und es schließlich auf den Knien hin- und herrütteln. Wenn ein Kind dagegen kurz davor steht, Überlastung zu erleben, können wir es auf unserem Schoß mit unseren Armen umschließen, dabei festen Druck ausüben und in einer linearen Bewegung sanft schaukeln (ohne die Richtung zu wechseln, d. h. *entweder* von einer zur anderen Seite *oder* vor und zurück wie in einem Schaukelstuhl).

Ein Junge verbringt die meiste Zeit allein und nimmt in der Schule auch nicht am Stuhlkreis teil. Stattdessen hat er verschiedene Wege gefunden, sich selbst zu stimulieren. Er schaut aus einem kleinen Fenster, wodurch das Gesehene „eingerahmt“ wird. Er hängt sich an einen Vorhang, die Füße bleiben dabei als Drehachse am Boden, und schaukelt vor und zurück. Da ich vermute, dass er das Bedürfnis nach regelmäßiger, bedeutungsvoller Bewegung verspürt, schlage ich vor, dass er, sowie er in der Schule ankommt, eine Weile bei Aktivitäten auf dem Trampolin betreut wird. Seit dieser Neuerung nimmt er bereitwillig zusammen mit seinen Mitschülern am Stuhlkreis teil.

Grundsätzlich wirkt sich die Freude an bedeutungsvollen Bewegungsaktivitäten auf das Gehirn aus und hilft, auch andere Sinneseindrücke zu verarbeiten und Blickkontakt und Vokalisation zu verbessern. Das Gehirn des Kindes benötigt eine Art von Stimulierung, die es verstehen kann.

> Viele Kinder mit ASS haben Probleme, die vestibulären Eindrücke zu *modulieren,* d. h. sie können nicht abschätzen oder regulieren, wann etwas „genug ist", bevor sie sich zu sehr aufregen und/oder Überlastung erfahren. Sie sind nicht in der Lage, die Signale, die vom vestibulären System zum zentralen Nervensystem geleitet werden, zu verstärken oder zu verringern. Das ist so, als ob man Probleme mit dem Lautstärkeregler an einem Radio hätte. Das Ergebnis ist, dass das Gehirn entweder von Signalen überschwemmt wird oder sie gar nicht wahrnehmen kann; der Regler ist entweder auf volle Lautstärke aufgedreht oder komplett ausgeschaltet. Dies erschwert das Alltagsleben ungemein.

Schmecken und Riechen

Wenn ein Kind mit ASS plötzlich zu einer Frau in einem Laden sagt: „Du stinkst!", ist das für ein Elternteil und die angesprochene Person sehr peinlich. Ein solches Verhalten darf natürlich nicht unterstützt werden, aber die Bemerkung kann trotzdem wahr sein, wenn das Kind überempfindlich auf Gerüche reagiert. Der Geruch der Badeperlen, die diese Frau zwei Tage zuvor benutzt hat, kann für das Kind so abstoßend sein, dass es sich am liebsten übergeben möchte.

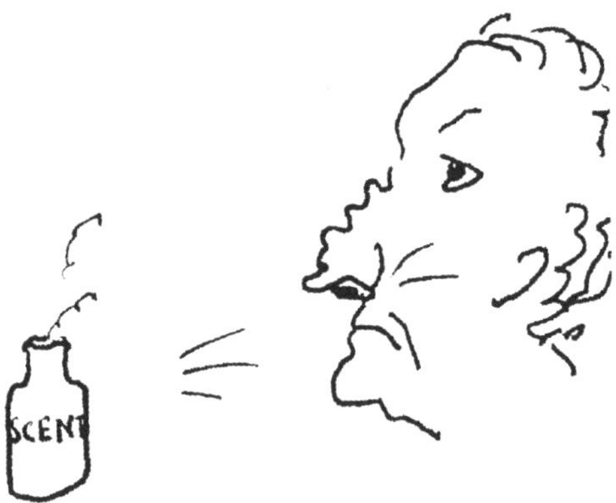

Abbildung 8: *Ein süßlicher Geruch kann Ekel hervorrufen*

Einem anderen Kind wird schlecht, wenn seine Mutter den Kühlschrank öffnet, in dem sich ein Ei-Sandwich befindet. Der Geruch des Eis ist für das Kind überwältigend. Wenn Ihr Kind überempfindlich gegen Gerüche ist, vermeiden Sie parfümierte Kosmetik- und Hygieneprodukte.

Ähnliche Schwierigkeiten treten in Verbindung mit dem Essen auf, wobei hier das Hauptproblem manchmal eher die Beschaffenheit (wie es sich anfühlt) als der Geschmack ist.

Synästhesie

Das große sensorische Durcheinander wird zusätzlich durch das Phänomen der *Synästhesie* kompliziert. Hierbei verschmelzen verschiedene Sinneseindrücke, z. B. wird ein Geschmack als eine Farbe wahrgenommen. Die Verschmelzung kann zwischen beliebigen Sinnen erfolgen, die jeweilige Kombination bleibt jedoch konstant. Obwohl die Synästhesie auch bei neurotypischen Menschen vorkommt, tritt sie häufiger bei Menschen mit ASS auf. (Auf einen Nichtbetroffenen kann eine solche Wahrnehmung zunächst bizarr wirken, da es das, was man selbst als „real" betrachtet, in Frage stellt.)

> Eine Frau wirft ihr Essen auf den Boden und schreit: „Ich kann das nicht essen, es ist zu schwarz." Sie nimmt Geschmack als Farbe wahr.
>
> Ein Junge mit Asperger-Syndrom empfindet „kalt" als „nass". Wenn er sich in ein kaltes Bett legt, denkt er, er hätte eingenässt, was ihn sehr aufgeregt.
>
> In ihrem Film „Jam-Jar" beschreibt Donna Williams, wie Seife einen „sehr grünen Geruch" hat. Sie nimmt Gerüche als Farben wahr.
>
> Eine Frau nimmt ihre Emotionen als Farben wahr. Eine andere „weiß", dass die Wochentage Zahlen sind: Montag ist eins, Dienstag ist zwei, usw. Sie zeigt jedoch Nachsicht gegenüber meiner eigenen Wahrnehmung/Benennung, die sie als Irrtum empfindet.

Es ist wichtig, dass wir uns bemühen herauszufinden, ob irgendwelche Stimuli, die Teil unseres normalen Alltagslebens sind, Menschen mit ASS reizen. Derartige Reize sollten eliminiert oder zumindest reduziert werden.

Kernpunkte

- Menschen mit ASS erleben oft eine Hypersensitivität (akute Überstimulierung durch bestimmte Sinneseindrücke) oder sind unterempfindlich (unzureichende Stimulierung durch Sinneseindrücke). Dies kann in Zusammenhang mit jedem der Sinne erfolgen.
- Menschen mit ASS leben häufig mit dem Irlen-Syndrom (visuelle Überempfindlichkeit) und/oder einer Hyperakusie (auditive Überempfindlichkeit).
- Ein sehr wichtiger Punkt ist die Tatsache, dass die Höhe des Stresslevels, den Ihr Partner erlebt, direkt seine Fähigkeit beeinflusst, Informationen auszuhalten, zu verarbeiten und darauf zu reagieren. Helfen Sie Ihrem Partner, seinen Stresslevel zu reduzieren, um einen autonomen Sturm zu verhindern.
- Konkret sollte man jegliche Art von überwältigenden Stimuli reduzieren und eine Umgebung schaffen, die in visueller und auditiver Hinsicht beruhigend wirkt.

5 Emotionale Überforderung

Inhalt des Kapitels

- ✯ Menschliche Wärme und Zuneigung
- ✯ Andere Menschen und Blickkontakt

Menschliche Wärme und Zuneigung

Wenn Sie wissen möchten, wie sich emotionale Überforderung anfühlt, schließen Sie die Augen und erinnern Sie sich an das peinlichste Erlebnis, das Sie je hatten. Konzentrieren Sie sich darauf, wie es sich anfühlt. Andere Menschen haben mit Hitzegefühl, Engegefühl in der Brust bis hin zu Nervenkribbeln und Herzklopfen reagiert – Reaktionen, die alle von einem überaktiven autonomen Nervensystem ausgelöst werden. Und nun stellen Sie sich vor, dass Sie gegen solche Empfindungen überempfindlich sind. Das ist so unangenehm, dass die meisten Menschen nicht einmal genauer darüber nachdenken möchten.

Donna Williams berichtet, dass der Körper sich manchmal vom Gehirn „abkoppelt", damit Gefühle zunächst „vergraben" und erst später aktiviert werden. Dann wird der Körper allerdings von einer Sturzflut von Gefühlen überschwemmt. Die Verteidigungsmechanismen des Körpers und die Adrenalin-Ausschüttung werden aktiviert: „Ich habe das Gefühl, dass ich angegriffen werde, also verhalte ich mich auch entsprechend." (Dieser zeitliche Abstand zwischen Auslöser und Reaktion bedeutet, dass die Verbindung beim ABC-Test möglicherweise übersehen wird, da zwischen den beiden Faktoren keine direkte zeitliche Beziehung besteht.)

Die Empfindungen, von denen Menschen als Folge von emotionaler Überforderung überschwemmt werden, können zu gefährlichen, aggressiven Verhaltensweisen führen. Bei einem überempfindlichen Menschen können solche Anfälle durch jegliche Art von emotionaler Wärme ausgelöst werden, z. B. wenn man die Person anlächelt oder sie lobt, direkten Blickkontakt ausübt, die Person mit ihrem Namen, bzw. generell direkt anspricht. Wir müssen Wege finden, um den Stresslevel zu reduzieren.

Wenn ich mit jemandem zusammenarbeite, der unter einer emotionalen Überforderung leidet, schaue ich der Person über die Schulter, wenn ich mit ihr spreche, anstatt sie direkt anzusehen. Ich vermeide direktes Ansprechen, Lob, Lächeln und eben alles, was emotionale Wärme hervorrufen könnte. Die Kommunikation findet ausschließlich nach den Regeln und Bedürfnissen des Partners statt.

Eine Mutter berichtet mir, dass sie sich danach sehnt, ihr Kind zu umarmen, aber wenn sie es versucht, wird sie von ihrer Tochter gebissen. Ich erzähle ihr von Temple Grandin, die berichtet hat, dass sie sich als Kind immer gewünscht hatte, umarmt zu werden, aber wenn es geschah, hatte sie das Gefühl, in einer Sturzflut von unangenehmen Empfindungen zu ertrinken. Manchmal müssen wir für jemanden so viel Liebe aufbringen, dass wir sein Bedürfnis, eine Überflutung durch emotionale Reaktionen zu vermeiden, über unser eigenes Bedürfnis, unsere Zuneigung auszudrücken, stellen können.

Andere Menschen und Blickkontakt

Andere Menschen stellen in Bezug auf den sensorischen Verarbeitungsprozess eine besonders große Herausforderung dar. Für einen Menschen mit Autismus ist es bereits schwierig, eine konkrete Form wahrzunehmen und zu verarbeiten. Wenn sich die Form bewegt, müssen Form und Bewegung verarbeitet werden. Wenn sie auch noch ein Geräusch von sich gibt, müssen alle drei Faktoren verarbeitet werden.

Thérèse Jolliffe berichtet, dass es aus diesem Grund für sie das Schwierigste sei, Menschen „zu verarbeiten“. „Ihre Form bewegt und verändert sich andauernd, und sie geben komplizierte Geräusche von sich, die schwer zu verstehen sind.“ (Joliffe u.a.(1992)

Das führt dazu, dass das Gehirn die Wahrnehmung anderer Menschen sozusagen abkoppelt. Sie sind in sensorischer Hinsicht einfach zu anstrengend. Aus meiner Sicht als Therapeutin habe ich bei meiner Arbeit manchmal das Gefühl, als wäre ich für den anderen nur ein Möbelstück. Aus der Sicht des Partners:

Ros Blackburn sagt zu ihren Zuschauern, dass sie genauso gut eine Reihe von Stühlen sein könnten (Blackburn, 2004).

Auf der Hörkassette „A Bridge of Voices“ sagt ein junger Mann: „Ich fühle mich wie ein Außerirdischer in einer fremden Welt.“ (Weekes o.J.)

Wegen der gewaltigen Menge an sensorischen Stimuli, die andere Menschen präsentieren, können sich Personen, die unter emotionaler Überforderung leiden, manchmal besser entspannen, wenn zwischen ihnen und den anderen eine konkrete Grenze wie ein Fenster vorhanden ist. Das beseitigt die Unsicherheit darüber, wo die andere Person „anfängt“, was wiederum den Stresslevel reduziert; das Gehirn kann dann leichter all die anderen Empfindungen verarbeiten, durch die es sich bombardiert fühlt.

Blickkontakt ist besonders schwierig. Viele Menschen mit ASS vermeiden direkten Blickkontakt, weil er schmerzhaft ist. Stattdessen schauen sie auf das Kinn oder die Nase des Kommunikationspartners oder drehen den Kopf zur Seite und wenden peripheres Sehen an. Manchmal tragen sie auch eine Mütze und ziehen sie über ihre Augen; in diesem Fall nicht, um helles Licht zu vermeiden, sondern den direkten Kontakt zu anderen Menschen. Das Vermeiden von Blickkontakt bedeutet nicht, dass die Person dem Sprecher keine Beachtung schenkt, sondern, dass der Blickkontakt schmerzhaft ist.

Thérèse Jolliffe berichtet, dass Blickkontakt schmerzhaft sei.

Donna Williams sagt, dass Blickkontakt eine einzige Qual sei.

Nichtautistische Menschen sind ganz versessen auf Blickkontakt. Wir beurteilen danach, ob wir einem anderen Menschen vertrauen können oder nicht. Das Nichtzustandekommen von Blickkontakt ist für uns eine sehr unangenehme und beunruhigende Erfahrung. Wir versuchen auf jede erdenkliche Weise, Menschen mit ASS „beizubringen“, uns anzuschauen.

Auf Blickkontakt zu bestehen ist ein Übergriff, da er Schmerzen verursacht. Wenn wir uns näher damit beschäftigen, wie man bei der Mimetischen Interaktion die Körpersprache des Partners mit einbezieht (Kapitel 8), werden wir sehen, dass Menschen mit ASS sehr wohl Blickkontakt ausüben können, wenn sich ihr Gehirn entspannt.

Ich möchte meinem Partner vermitteln, dass ich die Regeln seiner sensorischen Welt verstehe und dass ich nichts tun werde, was ihm Schmerzen verursacht. Ich vermeide es, ihn anzulächeln, ihn zu loben oder seinen Namen auszusprechen. Für einen neurotypischen Menschen ist das nicht einfach und läuft sogar der eigenen Intuition zuwider – es fühlt sich einfach falsch an. Aber dieses Vorgehen kann der entscheidende Faktor dabei sein, ob man eine andere Person erreicht oder nicht, und ob sie einen autonomen Sturm erlebt oder ruhig bleibt. Wenn wir mit einer Person interagieren möchten, bei der wir vermuten, dass sie unter emotionaler Überforderung leidet, müssen wir Folgendes beachten:

- ✯ Blickkontakt vermeiden
- ✯ nicht anlächeln
- ✯ nicht direkt ansprechen
- ✯ nicht loben
- ✯ emotionale Wärme vermeiden.

Wenn wir diese Punkte beachten, auch wenn sie sich für uns falsch anfühlen, weiß unser Partner, dass wir die Faktoren verstehen, die bei ihm schmerzhafte Empfindungen auslösen, und er wird auf eine herzliche Art und Weise reagieren.

> Eine Frau mit extrem schwierigem Verhalten vermied Blickkontakt und griff häufig ihre BetreuerInnen an. Als ich Blickkontakt und direktes Ansprechen vermied, legte diese Frau, die angeblich Fremde nicht mochte, ihre Arme um mich und drückte ihren Kopf an meine Schulter.

Kernpunkte:

- ➤ Menschen mit ASS erhalten oft ein überempfindliches Feedback vom autonomen Nervensystem. Die Überforderung, die sie durch emotionale Stimuli erleben, verursacht Schmerzen.
- ➤ Verhindern oder reduzieren Sie emotionale Überforderung, indem Sie es vermeiden, emotionale Wärme aufzubauen.

6 Verwirrende Mitteilungen

Inhalt des Kapitels

- Sprache
- Eindeutige Gesten
- Abstrakte Ideen
- Wahlmöglichkeiten und Veränderungen

Sprache

Sprache ist für Menschen mit ASS wie ein Tretminenfeld. Auch wenn manche Personen verstehen, was zu ihnen gesagt wird, kommt es bestenfalls sporadisch vor, und sie sind selten fähig, eine Antwort zu geben. Andere haben generell eine völlig chaotische Wahrnehmung. In diesem Kapitel werden wir uns damit beschäftigen, welche Konsequenzen solche Schwierigkeiten in praktischer Hinsicht haben.

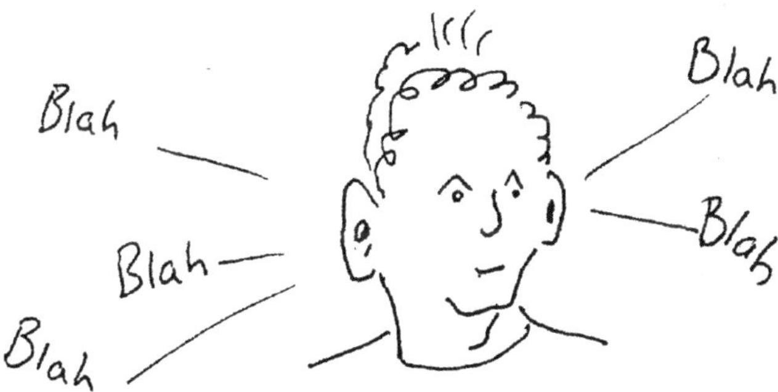

Abbildung 9: *Sprache ist schwer zu verstehen*

Verstehen und Antworten

In der Regel werden Menschen mit ASS, die keine (oder sehr begrenzte) sprachliche Fähigkeiten besitzen, in zwei Gruppen eingeteilt: diejenigen, die zwar Sprache verstehen, aber keine Antwort formulieren können, und jene, die grundsätzlich nicht verstehen, was zu ihnen gesagt wird. Klinische Studien legen jedoch nahe, dass man hier besser großzügigere Maßstäbe anlegen sollte. Wenn wir bei der Kommunikation die Körpersprache unserer Partner mit einbeziehen und ihr Gehirn sich daraufhin entspannt, stellt sich heraus, dass manche Menschen, die wir als nichtsprechend eingestuft haben, Sprache verstehen können und manchmal sogar die Fähigkeit entwickeln, sinnvoll zu sprechen (im Rahmen ihrer Lernbehinderung).

> Eine autistische Frau, die nicht spricht und scheinbar nicht auf Sprache reagiert – und deren Tendenz zu tätlichen Angriffen dazu führt, dass sie die meiste Zeit in ihrem Zimmer allein gelassen wird – wickelt sich die Haare um ihre Finger. Ich stehe an der Zimmertür und tue es ihr nach. Nach einem Moment sage ich: „Wenn ich das eine Weile gemacht habe, würde ich mir gern die Haare kämmen, und wenn ich meine Haare kämmen möchte, sollte ich die Haarbürste auf das Bett legen." Sofort greift die Frau nach der Haarbürste, die neben ihr auf dem Tisch liegt, und schlägt damit auf das Bett.

Diese Frau hat offensichtlich zwei sehr komplexe Bedingungssätze verstanden. Im folgenden Beispiel entwickelt der junge Mann eine zwar begrenzte, jedoch sinnvolle Sprache:

> Ein junger Mann, der nicht spricht, besucht seit Kurzem eine Tageseinrichtung. Er steht im Flur und schlägt jeden, der vorbeigeht. Er wirft regelmäßig Stühle und Tische um. Es ist unmöglich, ihn mit nach draußen zu nehmen, weil er wahllos andere Menschen angreift. Als die BetreuerInnen bei der Interaktion *seine eigenen* Geräusche verwenden, reduziert sich die Anzahl der beobachteten aggressiven Anfälle von drei bis vier pro Tag auf zwei innerhalb von sechs Monaten. Es ist nun auch möglich, mit ihm in ein geschäftiges Pub zu gehen, wo er das Geld auf die Theke legt, „Cola" sagt, sich hinsetzt und ruhig darauf wartet, dass das Getränk serviert wird.

Als Außenstehende ist es unglaublich wichtig für uns, andere dazu zu bringen, mit uns zu sprechen. Wir glauben, wenn sie nur sprechen könnten, ließe sich alles Weitere regeln. „Wann wird er/sie sprechen?", ist eine der von Eltern am meisten gestellten Fragen. Oft versuchen wir aufgrund dieser Sorge, Menschen, die nicht sprechen können, in unsere Welt zu zwingen, damit wir sie verstehen können – ohne darüber nachzudenken, was eigentlich für ihr

Gehirn von Bedeutung ist. Aber genau das kreiert einen Teufelskreis. Wenn wir immer wieder darauf bestehen, dass eine Person „unsere Sprache“ verwendet, erhöhen wir ihren Stresslevel, was wiederum die Ausgangssituation für sehr komplexe Verhaltensprobleme schafft. Wo liegt die Balance zwischen unserem Wunsch, auf „unsere Art und Weise“ zu kommunizieren, und der Notwendigkeit, Stress zu reduzieren, damit das Gehirn unseres Partners effektiver funktionieren kann?

Für unsere Partner mit ASS ist es nicht unbedingt hilfreich, klug zu sein. Es kann sogar die Situation verschlimmern, weil nichtautistische Partner dann annehmen, dass es keine Probleme gibt. Obwohl sie selbst vier Sprachen beherrscht, beschreibt Donna Williams den großen Stress, der dabei entsteht, wenn man ständig versuchen muss, Sprache zu interpretieren. Sie sagt, dass, wenn sie eins ihrer eigenen Geräusche hört, es sich so anfühlt, als würde ihr jemand in stürmischer See einen Rettungsring zuwerfen. Dieses Bild verdeutlicht, dass der Stress, den sie beim Versuch, Sprache zu verstehen, erlebt, so bedrohlich sein kann, dass er die Verteidigungsmechanismen des Körpers auslöst. „Ich bin nur am Rennen, Rennen, Rennen und versuche ständig mitzuhalten.“ (Williams, 1995)

Manchmal scheint bei Menschen mit ASS zwar Sprache vorhanden zu sein, wegen des Chaos in ihrem Gehirn finden sie jedoch keinen Zugang dazu. Wenn wir die Körpersprache als Interaktionsmethode verwenden, führt das zu einer deutlichen Abnahme von Stress. Die Gesichtsmuskeln unseres Partners entspannen sich. Während er vorher von seiner Umgebung abgeschnitten war, betrachtet er sie nun mit größerer Anteilnahme und Interesse. An diesem Punkt beginnt das Gehirn offenbar, effektiver zu arbeiten, und der Partner beginnt zu generalisieren, Handbewegungen zu imitieren, Blickkontakt herzustellen, Körperkontakt zu suchen und generell auf eine Art und Weise zu interagieren, wie es zuvor nicht möglich war. Manchmal beginnt er auch, Worte zu verwenden. Die drei folgenden Beispiele beschreiben Begegnungen mit nichtsprechenden Menschen, die mit schweren ASS leben, wobei die Personen des zweiten und dritten Beispiels zusätzlich sehr schwere Verhaltensstörungen zeigen.

> Laut Auskunft seiner Lehrer zeigte ein achtjähriger Junge in der Schule keine sprachlichen Fähigkeiten. Nach seinen ersten drei Stunden Mimetischer Interaktion, während denen sein Verhalten von Zurückgezogenheit zu Anteilnahme wechselte, ergriff er die Hand der Lehrerin, die ihn abholen kam, und sagte deutlich „hallo“.

Ein 23-jähriger Mann mit einer starken Überempfindlichkeit gegen Geräusche, der, laut seiner Eltern und Sprachtherapeutin nur ein einziges Mal den Satz „Wo ist Charlene?" (seine Schwester) gesprochen hatte, nahm an einer vierstündigen Sitzung teil, die durch das Mittagessen unterbrochen wurde. Es war das erste Mal, dass die Mimetische Interaktion bei ihm angewendet wurde. Am Ende der Sitzung begann er, laut und deutlich ein Kinderlied zu singen. Bei der Besprechung der Video-Aufzeichnung dieser Sitzung wurde allerdings deutlich, dass er sich schon vor dem Vorsingen eine ganze Weile bemüht hatte zu zeigen, was er konnte. Zuerst meisterte er den Rhythmus, dann die Melodie und schließlich, nachdem sein Kinn vor lauter Anstrengung zu zittern begann, die Worte. Er wusste, was er tun wollte, aber er musste dafür hart arbeiten.

Nachdem bei einem nichtsprechenden und sehr verhaltensgestörten achtjährigen Mädchen (das extrem überempfindlich auf fast alles reagiert) einige Monate lang die Mimetische Interaktion angewendet wurde, berichtete seine Mutter, dass es sich eines Tages zum Vater hinwendete und zu ihm sagte: „Ich liebe dich." Das Mädchen zeigt seitdem schnelle sprachliche Fortschritte.

Wir behaupten nicht, dass die Anwendung der Mimetischen Interaktion Kindern das Sprechen beibringt, sondern, dass diese Methode, indem sie das Gehirn dazu bringt sich zu entspannen, die Voraussetzungen für die Sprachentwicklung schafft bzw. die bereits vorhandene „innere Sprache" befreit. Dieser Effekt hängt zumindest teilweise von der Schwere der Lernbehinderung ab.

Sprache wird ausgeblendet

Für eine Person mit ASS ist die Interpretation von Sprache eine der Hauptschwierigkeiten, auch hier wird das Gehirn durch zu viele Stimuli überfordert.

Ein autistischer Junge mit guten Fähigkeiten berichtet, dass er in der Schule manchmal hören kann, was die Lehrerin sagt, aber manchmal wird das Gesagte auch komplett ausgeblendet. In dem Moment, wo er die Lehrerin wieder hören kann, hat er völlig den Anschluss verloren und weiß nicht, worum es gerade geht. Die Lehrerin hält den Jungen für ungezogen, weil er nicht „richtig aufpasst". Der Junge sagt, die Lehrerin glaube ihm einfach nicht, wenn er ihr erzählt, was in ihm vorgeht. Er gerät dadurch immer wieder in Schwierigkeiten und ist so unglücklich, dass er nicht mehr zur Schule gehen möchte.

Dies ist ein typisches Beispiel: zwei Realitäten, die miteinander in Konflikt geraten, weil die eine Person nicht nachvollziehen kann, was die andere sagt, bzw. wie sie etwas wahrnimmt.

„Worte können wie Schüsse klingen." (Grandin, 1992)

Eine andere Art des Denkens

In ihrem Film „Jam-Jar" zeichnet Donna Williams ein genaueres Bild davon, was geschieht, oder besser gesagt: was nicht geschieht, wenn Menschen mit ihr sprechen (Williams, 1995). Sie sagt, dass Geräusche nicht immer einen Sinn ergeben. Sie berichtet, wie sie mit der äußeren Welt durch ihre eigene Art des Denkens in Beziehung trat, indem sie verschiedene Sinneseindrücke (z. B. visuelle und auditive) zusammentrug und kombinierte und sich so eine Art von Enzyklopädie schuf. Ein Tisch war z. B. „ein flaches, braunes, dumpf knallendes Ding". Sie konnte weder von dieser Liste abweichen und den Tisch einfach nur als „Tisch" benennen, noch konnte sie ihn in einen größeren Kontext stellen, z. B. als „ein Ding, auf das man den Teller stellt". Williams berichtet, dass sie sich in einer Welt, die ständige Interpretation erforderte, verloren und extrem bedroht fühlte, besonders dann, wenn andere zu ihr sagten, dass sie dumm sei. Es war wie ein Krieg, und es war einfacher für sie, sich in ihre eigene Welt zurückzuziehen.

Das Ausmaß an Stress, das sie beschreibt, konnte ich durch meine Begegnung mit einem elfjährigen Jungen mit ASS noch besser nachvollziehen.

> Seine Lehrerin sagt, er habe einen schlechten Morgen. Er wirkt deutlich angespannt, als ich ankomme, möchte sich mir nicht nähern und verbringt viel Zeit damit, mit der linken Hand gegen seine Nase zu klatschen. Ich ahme den Rhythmus seiner Bewegung nach, indem ich gegen eine Schranktür klopfe. Er ist verstört, schafft es jedoch schließlich unter allergrößter Anstrengung zu fragen: „Warum tust du das?" Ich bin von seiner Äußerung überrascht, antworte jedoch sofort: „Weil ich mich mit dir unterhalten möchte." Es ist, als ob man einen Stöpsel herausgezogen hätte. Der Junge ist plötzlich sehr verspielt. Er nimmt meinen Kopf zwischen seine Hände und schaut mir in die Augen und legt seinen Kopf in meinen Schoß. Seine Bemühungen, mir mitzuteilen, was er denkt, werden immer effektiver. Zuvor hatte er immer wieder die Zahlenreihe „fünf, vier, drei, zwei, eins" wiederholt. Nun entfernt er sich, wählt aus einem Stapel ein bestimmtes Video aus und spult es vorwärts, bis er zu dem Bild einer Rakete kommt, die gerade gestartet wird. Aus einem zunächst repetitiven und selbststimulierenden Verhalten wird nun eine Aktivität, die er

mit mir teilen möchte. Es findet eine Interaktion statt, bei der er die Initiative ergreift, um mir mitzuteilen, was er gerade denkt.

Es ist nicht so, dass Menschen mit ASS nicht sprechen möchten oder nichts zu sagen haben. Thérèse Jolliffe beschreibt die ständige Frustration, die sie erlebte. Die Unfähigkeit, eine Antwort zu formulieren, führte dazu, dass sie schreien, andere Menschen schlagen und Dinge kaputtmachen wollte.

Den Stau auflösen

Manche Menschen bleiben in einer frühen Entwicklungsphase stecken, was sich in ihrer Sprache zeigt.

Ein Junge befindet sich immer noch in der Phase, wo es nötig ist, dass seine Mutter (oder Mutterfigur) ihm das, was er sagt, bestätigt, damit er den nächsten Schritt machen kann. Dieser Junge gibt hauptsächlich Geräusche von sich, hat aber zusätzlich ein paar einfache Sätze gelernt, die seine Mutter verwendet: „in den Mund“, „zieh Mantel an“, „geh ins Zimmer“ etc. Nach einem solchen Satz verstummt er jedoch und wartet, bis sein Kommunikationspartner den Satz für ihn wiederholt. Erst dann kann er die entsprechende Aktivität ausführen. Wenn diese Bestätigung nicht sofort erfolgt, wird er extrem wütend und greift die andere Person an. Bisher sind alle Ansätze, ihm weiterzuhelfen, gescheitert. Ich schlage vor, dass wir eins seiner typischen Geräusche, „ahh“, in unsere Antwort einbeziehen. Anstatt beim Mittagessen nur den Satz „in den Mund“ zu wiederholen, sagen wir also: „*Aaahh*, in den Mund.“ Das Hören seines eigenen Geräusches ist wie ein Anker für seine Aufmerksamkeit. Nach und nach reduzieren wir das Wiederholen seiner stereotypen Sätze, und inzwischen kann er einfach nur ein bestätigendes Nicken als Antwort akzeptieren. Er bewirft seinen Partner nicht länger mit seinem Essen. Durch diese Methode verbessert sich bei ihm auch das Verwenden sinnvoller Sprache; z. B. sagt er jetzt „*ins* Bad gehen“ statt „Bad gehen“.

Ein Mann mit Asperger-Syndrom benötigt ebenfalls Bestätigung um weiterzukommen. Obwohl ich gewarnt wurde, dass dieser Mann, wenn er beginnt über die Zahl neun zu sprechen, so wütend wird, dass er andere Menschen tätlich angreift, frage ich ihn, als ich ihm vorgestellt werde, etwas voreilig, was er gerade macht. Er sagt, dass er Wurstbrote für sein Abendessen zubereitet. Während er mich scharf beobachtet, fragt er mich, ob ich über die Zahl neun Bescheid wisse: „In der Stadt gibt es Busse mit der Zahl neun, und die Zahl 27 ist okay, weil sie das Ergebnis von drei mal neun ist.“ Er wird immer aufgeregter und hat mich in eine Ecke gedrängt. Ich höre mich sagen: „Machst du dir neun Wurstbrote zum Abendessen?“ Er stutzt einen Augenblick, beginnt zu lachen und sagt: „Nein, ich esse nur drei.“ Dann wendet er sich wieder der Zubereitung seiner Brote zu. Was er benötigte, war eine bedeutungsvolle Antwort; eine Antwort, die ihm in seinem Zustand der Verwirrung und Perseveration seine stereotype Äußerung bestätigte, damit er weitergehen konnte. Ich verwendete diese Technik, um seine Gedanken aus dem „Stau“ zu befreien und zurück zu der Welt, die sich jenseits seines inneren Chaos befand, zu dirigieren.

Auch nichtsprechende Menschen haben das Bedürfnis nach einer Bestätigung in Form einer Mitteilung, die für ihr Gehirn bedeutungsvoll ist, d. h. die sie trotz des sensorischen Chaos erkennen können.

Eine Frau schlägt häufig ihre Mutter. Ich sitze neben ihr und mache Geräusche, um ihre Aufmerksamkeit zu wecken. Plötzlich steht sie auf und schlägt mich, ein Hagel von Schlägen, bis sich bei mir unfreiwillig ein Schmerzschrei löst. Sie hört sofort auf. Ihre Mutter sagt: „Es ist seltsam, aber sie hört immer auf, wenn sie weiß, dass sie mir weh getan hat.“ Ich zeige der Mutter, wie sie mit der Tochter kommunizieren, bzw. ihr „antworten“ kann, indem sie jedes einzelne ihrer Geräusche nachahmt. In den folgenden zwei Tagen wird sie kein einziges Mal von ihrer Tochter angegriffen. Alles, was die Tochter benötigt, ist eine Reaktion oder Antwort, die für ihr Gehirn von Bedeutung ist.

Manche Menschen mit ASS haben nur einen einzigen Satz gelernt und wenden ihn dann pauschal in jeder Situation an. Sie möchten zwar kommunizieren, aber dies ist das einzige Fenster, das ihnen offen steht.

Ein Mann spricht nur einen Satz: „Nach Hause gehen, umziehen, am Samstag Papa sehen.“ Immer, wenn er etwas sagen will, verwendet er diesen Satz. Dabei regt er sich immer mehr auf, und schließlich greift er jeden an, der sich in seiner Nähe befindet. Beim Mittagessen schaut er umher, findet jedoch keinen Löffel für seinen Joghurt. Er beginnt sofort seinen Satz: „nach Hause gehen...“ zu wiederholen, und es kommt zur Eskalation. Sein Betreuer versucht den Satz logisch zu beantworten: „Heute ist Freitag, Papa kommt erst morgen.“ Aber darum geht es dem Mann eben nicht. Was er mitteilen möchte, ist: „Ich habe keinen Löffel, um meinen Joghurt zu essen.“ Sowie man ihn auffordert, sich einen Löffel zu holen, beruhigt er sich, geht in die Küche, kehrt mit einem Löffel zurück und isst sein Mittagessen.

Wenn eine Person nur einen einzigen Satz für alle Gelegenheiten verwendet, ist es wichtig, dass wir mehr auf die konkrete Situation achten als auf die Worte, damit wir die wahre Mitteilung verstehen können.

Schließlich:

Eine Frau mit einer verzögerten Echolalie (bedeutungsloses Nachsprechen von Wörtern und Sätzen, auch lange, nachdem etwas gesagt wurde) spricht nur den einen Satz: „Es ist okay, das Kind zu halten." Ständig wiederholt sie diesen Satz, manchmal stundenlang. Der Versuch, durch das Wiederholen ihrer Worte mit der Frau zu interagieren, scheitert; das Nachahmen und Widerspiegeln ihres Sprachrhythmus stellt sich jedoch als effektiv heraus, denn es bietet dem Gehirn etwas an, das es ohne die Komplikationen von Sprache erkennen kann. Die Frau hört sofort auf, den Satz zu wiederholen, und legt ihre Arme um mich.

Im Fall einer Echolalie kann man alternativ versuchen, den Sprachrhythmus des Kommunikationspartners statt seine Worte nachzuahmen.

Präzise sein

Manchmal müssen wir eine andere Ausdrucksweise finden, um dem Kommunikationspartner zu verdeutlichen, was von ihm erwartet wird.

Eine Mutter berichtet, dass ihr Sohn trotz schweren ASS recht gute sprachliche Fähigkeiten hat. Eine direkte Frage wie: „Möchtest du nach draußen gehen?" kann er jedoch nicht beantworten. Andrerseits antwortet er sofort, wenn die Frage anders formuliert wird, z. B.: „Sag mir, ob du nach draußen gehen möchtest?" Der Junge muss wissen, dass von ihm eine Antwort erwartet wird.

Wendy Lawson, die mit ASS lebt, hat den Eindruck, dass wir nie unsere Sätze beenden (Lawson, 2003). Wir sagen zwar, dass wir weggehen – aber nicht, dass wir auch wieder zurückkommen. Wie können wir Menschen, die nicht sprechen, solche Konzepte vermitteln?

Ich arbeite mit einer Frau, die nicht spricht und extrem wütend wird, wenn man sie zu einem Spaziergang auffordert. Sie schreit und klammert sich an der Tür fest. Ich versuche, ihr durch Gesten besser zu erklären, was wir jetzt vorhaben, aber es macht keinen Unterschied. Als Nächstes zeige ich zuerst auf sie, dann auf mich und schließlich nach draußen und sage gleichzeitig, dass wir jetzt einen Spaziergang machen; unmittelbar danach zeige ich auf den Boden zu ihren Füßen und sage: „Und danach kommen wir wieder hierher." Diesmal begreift sie die Mitteilung vollständig, und sie wehrt sich nicht länger gegen den Spaziergang, weil sie weiß, dass sie wieder an einen vertrauten und „sicheren" Ort zurückkehren wird.

Gehen Sie sicher, dass Ihr Partner nicht nur weiß, wohin er gehen wird, sondern auch, an welchen Ort er zurückkommen wird.

Abgespaltene Stimmen

Ein weiteres Problem, dass bei Menschen mit ASS auftreten kann, besteht darin, dass sie sich so verletzlich fühlen, dass sie eigene Anteile nach außen projizieren. Als Außenstehender hören wir dann unterschiedliche Stimmen, z. B. „die brave Liz" und „die böse Liz". Die brave Liz sagt fröhlich: „Hallo, Phoebe, wie geht es dir?", und die böse Liz knurrt: „Ich will Phoebe schlagen", weil Liz einerseits dieses Bedürfnis verspürt, andrerseits jedoch gelernt hat, dass dies inakzeptabel ist.[5] Leider kommen die „schlimmen" Anteile früher oder später zum Vorschein und äußern sich in extrem schwierigen Verhaltensweisen, entweder verletzt sich die Person selbst (um die inakzeptablen Anteile unter Kontrolle zu bringen) oder sie wird aggressiv.

Überlegen Sie, was für Ihren Partner von Bedeutung ist. Wenn wir uns ausschließlich auf die angepassten oder „anerzogenen" Stimmen beziehen, ist das so, als würden wir uns mit unserem Spiegelbild unterhalten, das nur eine Projektion ist und keine echte Substanz hat. Um „die wahre Person" zu erreichen, ist Folgendes hilfreich:

1) Bestätigen Sie die negativen Gefühle des Partners, indem Sie Verständnis dafür ausdrücken. Im obigen Beispiel würde ich z. B. sagen: „Du hast wahrscheinlich das Gefühl, dass du Phoebe gern schlagen würdest."
2) Verwenden Sie die Körpersprache Ihres Partners, da sie direkt zu ihm spricht.

Leere Worte

Es kann sehr irreführend sein, wenn Menschen mit ASS zwar Wörter gelernt haben, deren Bedeutung jedoch gar nicht verstehen. Das ist besonders in Verbindung mit Temporaladverbien wie „bald", „später" und „morgen" der Fall. Diese Wörter vermitteln keine konkreten zeitlichen Begrenzungen und sagen nichts darüber aus, wie lange ein Intervall andauert.

5 Eine eingehendere Betrachtung dieser Problematik findet sich im Kapitel „Lost Voices/Learned Language" in: Caldwell und Horwood (2007)

Ein Junge fragt seine Mutter: „Wann ist das Abendessen fertig?“ Ohne nachzudenken antwortet sie: „bald.“ Er schreit sie an: „Du weißt doch, dass ich mit ‚bald‘ nichts anfangen kann!“ Daraufhin sagt sie: „in sechs Minuten“, und er sagt: „okay“ und zieht sich zurück, um auf das Essen zu warten.

Weil es für Menschen mit ASS so schwierig ist, Sprache angemessen zu verarbeiten, kann ein hohes Maß an Stress ausgelöst werden, wenn man sich zu sehr darauf konzentriert, die sprachlichen Fähigkeiten des Partners zu entwickeln. Ich möchte damit nicht sagen, dass wir unsere Versuche, anderen Menschen das Sprechen beizubringen, aufgeben sollten, aber wir müssen sehr vorsichtig sein, wie wir dabei vorgehen. Wenn wir zuerst den Stresslevel verringern, kommt die Sprache, sofern unser Partner keine allzu schwere Lernbehinderung hat, möglicherweise von selbst zum Vorschein.

Eindeutige Gesten

Alles in allem bevorzuge ich es, bei Menschen mit ASS klare und eindeutige Gesten anstatt Zeichensprache zu verwenden, da sie grundsätzlich Schwierigkeiten mit abstrakten Systemen und Ideen haben. Ich kommuniziere auf diese Weise sowohl mit nichtsprechenden Menschen als auch mit Personen, die sprechen können. Ich verstärke dadurch die verbale Kommunikation, denn manche unserer Partner benötigen sowohl visuelle als auch auditive Informationen. Ich kommuniziere insbesondere dann auf diese Weise, wenn ich mit jemandem zusammenarbeite, dessen Verhalten gefährlich sein kann. Ich warte immer zuerst eine Reaktion ab, die mir zeigt, dass mein Partner die Mitteilung verstanden hat. Das kann etwas so Unauffälliges wie das Zucken eines Auges sein, aber in jedem Fall muss ich sichergehen, dass der andere verstanden hat, was ich vorhabe, bevor ich es tue.

Eins nach dem anderen

Es ist wichtig, zum gegebenen Zeitpunkt nur eine einzige Idee zu präsentieren.

Ein Junge, der sehr schnell aggressives Verhalten zeigt, kann zwar vor und nach einer Aktivität auf einer Schautafel zeigen, was er als Nächstes tun möchte. Wenn er jedoch aus irgendeinem Grund mitten in einer Aktivität mit einer neuen Wahlmöglichkeit konfrontiert wird (z. B. wenn seine Lehrerin das

Gefühl hat, dass er zur Toilette muss oder dass er sich aufzuregen beginnt und vielleicht gerne eine Auszeit hätte), wirft ihn das völlig aus der Bahn, und er greift die nächste Person an. Er kann jeweils nur eine einzige Idee bewältigen. Wenn er mit mehreren Ideen konfrontiert wird, wechselt er sofort zum autonomen Sturm über.

Es ist sehr wichtig, dass man seinen Partner bei der Kommunikation nicht überfordert, weil er eben nicht in der Lage ist, das Chaos in seinem Gehirn zu bewältigen.

Abstrakte Ideen

Für Menschen mit ASS ist es bereits schwierig, sich auf eine bestimmte Form zu konzentrieren. Noch problematischer ist es, eine Idee oder ein Konzept im Kopf zu behalten, das keine konkrete Form hat, an der man sich „festhalten" könnte. Selbst wenn eine Person mit ASS sprachliche Fähigkeiten besitzt, stellt das Konzept der Zeit ein großes Problem dar, weil die Dauer zeitlicher Abstände schwer zu begreifen ist. Die Person kann zwar „später" oder „nächste Woche" sagen, versteht jedoch nicht, wie lange die Intervalle andauern. Wir haben bereits den Jungen beschrieben, der seine Mutter anschreit, wenn sie „bald" sagt, aber zufrieden ist, wenn sie stattdessen „in sechs Minuten" sagt. Versuchen Sie präzise zu sein und das Zeitadverb mit einem Ereignis aus der vertrauten Alltagsroutine zu verknüpfen. Sagen Sie z.B. „noch zwei Mal schlafen" statt „übermorgen". Unsere Partner müssen wissen, was passiert, wann es passieren wird und wer alles dabei sein wird, wenn es passiert.

Dasselbe Problem besteht im Fall von Menschen, die nicht sprechen, und wir müssen Wege finden, wie wir ihnen zeitliche Abstände verständlich machen können.

Ein junger Mann, der sowohl mit Down-Syndrom als auch mit ASS lebt, geht von seiner Tageseinrichtung nach Hause und muss dann noch zwei Stunden warten, bis ein Taxi kommt und ihn zu seinem Musikunterricht bringt, der ihm großen Spaß macht. Er weiß zwar, dass das Taxi kommen wird, hat aber keine Vorstellung davon, wie lange zwei Stunden dauern, und je mehr Zeit verstreicht, desto mehr regt er sich auf. Wir geben ihm einen Behälter, acht Holzbälle und eine 15-Minuten-Küchenuhr. Jedes Mal, wenn sie klingelt, kann er einen Ball in den Behälter legen. Diese Aktivität gefällt ihm. Es macht Spaß, einen Ball in den Behälter fallen zu lassen, wenn die Küchenuhr klingelt. Es macht nichts, dass er nicht zählen kann, das Einzige, was er begreifen muss, ist, dass zuerst alle acht Bälle im Behälter sein müssen, bevor er zum Musikunterricht fährt.

Stundenpläne und Uhren

Visuelle Stundenpläne sind hilfreich, aber viele der Pläne, die in der Praxis verwendet werden, sind in visueller Hinsicht sehr verwirrend. Unser Partner versteht beispielsweise nicht, dass er einen Plan von links nach rechts durcharbeiten muss, um eine Woche zu vervollständigen. Wir müssen also einfache Uhren und Stundenpläne entwerfen. Das Wichtigste, was durch diese sehr einfachen Uhren erreicht werden soll, ist, dass der Unterschied zwischen „jetzt" und „nicht jetzt" deutlich wird.

Das Vorhandensein von zwei Uhrzeigern erschwert die Zeitangabe (bzw. das Vermitteln des Konzepts, wann etwas Bestimmtes passieren wird). Es ist besser, eine einfache Uhr mit nur einem Zeiger herzustellen.

Kaufen Sie ein elektrisches Uhrwerk und ein Paar Zeiger (vorzugsweise schlichte, gerade Küchenuhr-Zeiger). Uhrwerke gibt es inzwischen in Form kleiner Päckchen, ungefähr so groß wie eine Zigarettenschachtel und sind bei Uhrmachern oder im Internet erhältlich. Am Uhrwerk ist eine Zentralschraube angebracht, an der die Uhrzeiger befestigt werden. Besorgen Sie sich ein geeignetes weißes Holzbrett und bohren Sie in der Mitte ein Loch für die Zentralschraube. Stecken Sie die Zentralschraube durch das Loch, um das Uhrwerk am Brett zu befestigen.

Für eine 12-Stunden-Uhr lassen Sie den Minutenzeiger beiseite und befestigen nur den Stundenzeiger. Für eine 60-Minuten-Uhr lassen Sie den Stundenzeiger beiseite und verwenden nur den Minutenzeiger.

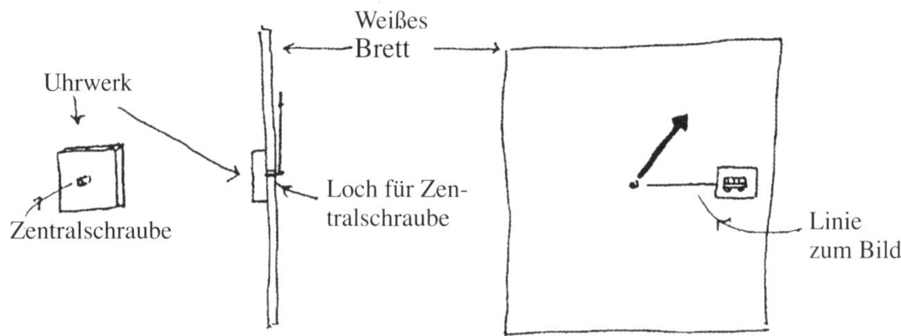

Abbildung 10: *Tages- oder Stundenuhr*

Versehen Sie das Ziffernblatt weder mit Zahlen noch mit schwarzem Klettband, um visuelle Verwirrung zu vermeiden. Verwenden Sie stattdessen Bilder der geplanten Aktivitäten. Beginnen Sie mit einem einzigen Bild, um die visuelle Verarbeitung zu erleichtern. Zeichnen Sie eine Linie von der Mitte der Uhr bis zum Bild.

Wenn es nötig ist, verschiedene Bilder einzusetzen und im Laufe des Tages den Aktivitäten entsprechend auszutauschen, kleben Sie die Bilder auf Pappe und laminieren sie. Verwenden Sie weißes selbstklebendes Klettband, um das jeweilige Bild auf dem Brett zu befestigen.

Tagesplan

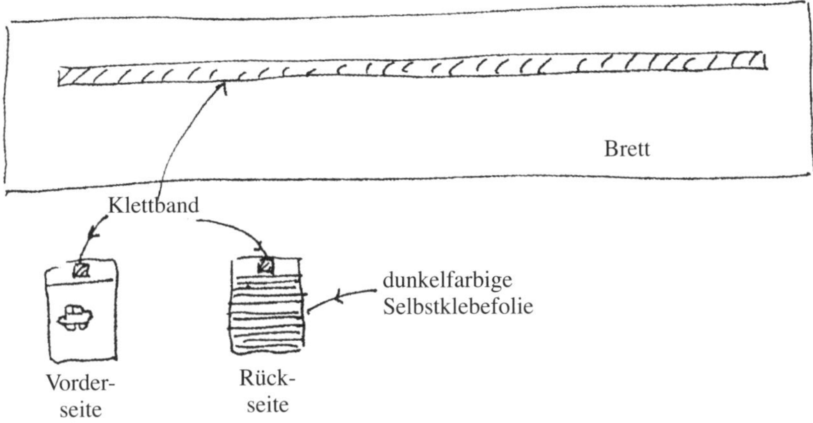

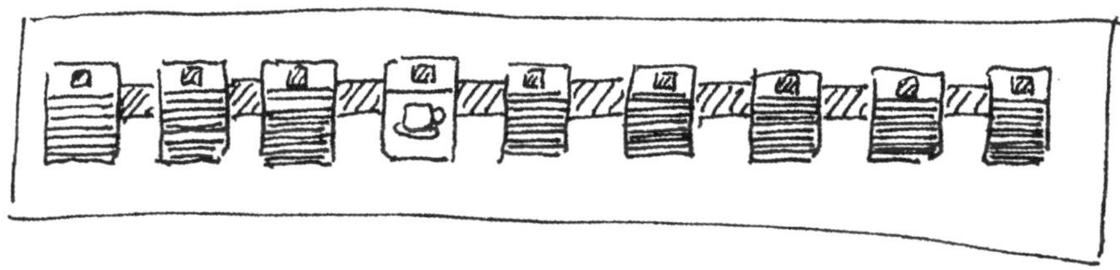

Abbildung 11: *Tagesplan: Bild auf der Vorderseite, dunkelfarbige Selbstklebefolie auf der Rückseite; auf beiden Seiten ein Stück Klettband anbringen, damit die Karte am Brett befestigt werden kann*

Kleben Sie auf eine ca.70 cm lange Sperrholzplatte einen Klettbandstreifen, der lang genug ist, um daran alle Bildkarten mit den täglichen Aktivitäten Ihres Partners zu befestigen. Die Karten sollten laminiert sein, die eine Seite zeigt ein Bild der jeweiligen Aktivität, die andere Seite ist mit dunkelfarbiger Selbstklebefolie versehen. Versehen Sie die Vorder- und Rückseite jeweils mit einem kleinen Stück Klettband, damit die Karte beidseitig am Brett befestigt werden kann.

Eine Abfolge täglicher Aktivitäten könnte z. B. so aussehen: Taxi, Tee, Einkaufen, Tee, Kochen, Mittagessen, Tee, Aktivität, Tee, Taxi. Dafür benötigen wir zehn Bildkarten. Vor einer neuen Aktivität wird die entsprechende Karte umgedreht, die restlichen Karten zeigen mit der Rückseite nach oben. So kann unser Partner nach Belieben seinen Zeitplan konsultieren um zu sehen, was er zu einem bestimmten Zeitpunkt machen soll.

Wochenplan

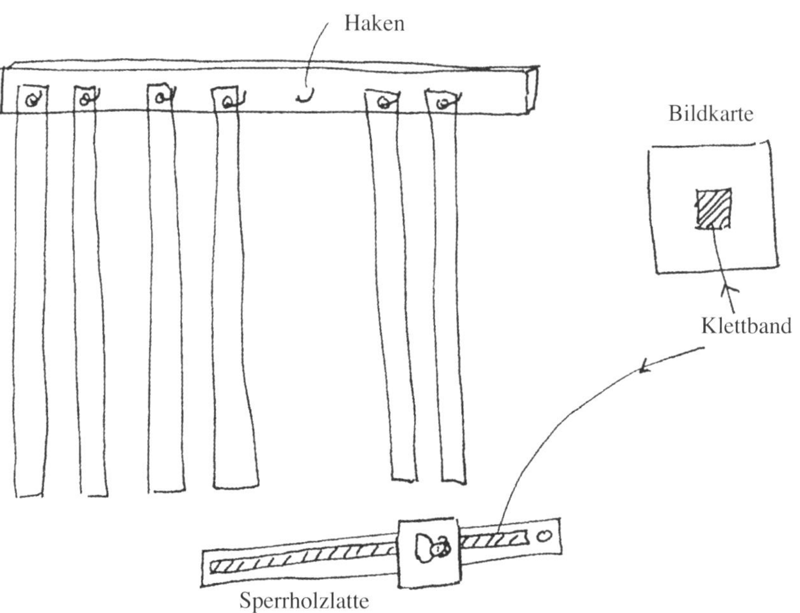

Abbildung 12: *Wochenplan*

Sie benötigen eine Hakenleiste mit sieben Haken, für jeden Wochentag einen. An jeden der Haken hängen Sie eine Sperrholzlatte, die mittig längs mit einem Klettband versehen ist.

Für jeden Tag kann man an der entsprechenden Latte Bildkarten anbringen, die z. B. das Foto der jeweiligen Betreuungsperson oder die Hauptaktivitäten dieses Tages zeigen. Dadurch, dass man jeden der Tage „vom Haken nehmen" und „in der Hand halten" kann, wird es leichter, die Tage voneinander abzugrenzen. So kann man z. B. eine Latte in der einen Hand halten und sagen: „Schau mal, das ist Dienstag", dann eine andere Latte in die andere Hand nehmen und sagen: „Das ist heute, und heute ist Donnerstag." Auf diese Weise wird das Konzept unterschiedlicher Tage nachvollziehbarer.

Jahresplan

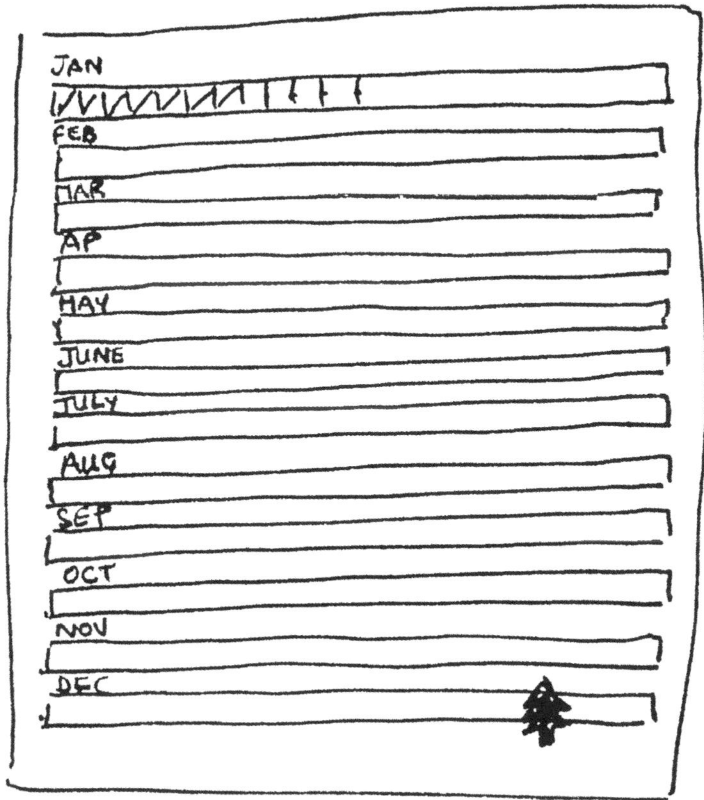

Abbildung 13: *Jahresplan (aus einem Bürokalender hergestellt)*

Um einen Jahresplan herzustellen, verwenden Sie einen Bürokalender. Handelsübliche Kalender sind für eine Person mit ASS visuell zu verwirrend, daher zerschneiden Sie die Monate in einzelne Streifen und kleben sie auf einen dunklen Hintergrund. So können Sie einen Tag nach dem anderen ausstreichen und besondere Tage mit einem Symbol markieren, z. B. den Weihnachtstag mit einem Weihnachtsbaum.

Wahlmöglichkeiten und Veränderungen

Für Menschen mit ASS sind Wahlmöglichkeiten und Veränderungen problematisch, weil plötzlich eine neue und komplexe Situation verarbeitet werden muss.

Wahlmöglichkeiten

Grundsätzlich ist es unser Ziel, Menschen dazu verhelfen, selbst Entscheidungen zu treffen, damit sie in gewissem Maße die Kontrolle über ihr Leben erhalten und selbst wählen können, was sie möchten. Wir wollen vermeiden, ihnen nur das anzubieten, was wir für das Richtige halten. Dies kann jedoch für manche Menschen mit ASS eine zu große sensorische Herausforderung darstellen. Wir müssen flexibel sein. Bei manchen Personen, die mit Wahlmöglichkeiten nicht umgehen können, wird sofort Fragmentierung und Aggression ausgelöst, wenn sie vor eine Entscheidung gestellt werden. In diesem Fall müssen wir die Alternativen eine nach der anderen und nicht gleichzeitig präsentieren; zuerst: „Möchtest du dieses hier?“, und wenn dies abgelehnt wird: „Möchtest du dann lieber dieses hier?“

Veränderungen

Veränderungen der Routine sind für Menschen mit ASS notorisch schwierig, aber sie lassen sich im Alltag schwer vermeiden. Gerade erst hat sich unser Partner an eine bestimmte Routine gewöhnt und „klammert“ sich daran fest, und schon wird ihm gesagt, dass nun etwas anderes passieren wird. Das kreiert im Gehirn verwirrende und widersprüchliche Mitteilungen. Wir müssen versuchen unserem Partner zu erklären, was geschieht. Für manche Menschen (diejenigen, die Bildkarten begreifen können) ist eine Schautafel mit Bildkarten hilfreich, die die Veränderungen deutlich macht (s. Abb. 14).

Auf der Tafel befindet sich von links nach rechts:

1) ein Haken für die Bildkarte, die die jeweilige geplante Aktivität zeigt (1.a). Wenn die Aktivität geändert werden muss, hängt man darüber eine andere Karte, die den Grund für die Änderung verdeutlicht (1.b);
2) ein Foto unseres Partners;
3) ein Pfeil;
4) eine Karte, die die neue Aktivität zeigt.

Angenommen, die geplante Aktivität ist, schwimmen zu gehen, aber das Taxi kann wegen einer Panne nicht kommen. Der Alternativvorschlag ist Kochen. Bildkarte 1.a zeigt „Schwimmen gehen“. Da kein Auto zur Verfügung steht, wird Karte 1.a von 1.b bedeckt, die das Bild eines platten Reifens zeigt. Von links nach rechts gelesen ergibt sich also diese Abfolge: Das Taxi kommt nicht (Bildkarte) – „du“ (Foto) – gehst zum (Pfeil) – Kochen (Bildkarte).

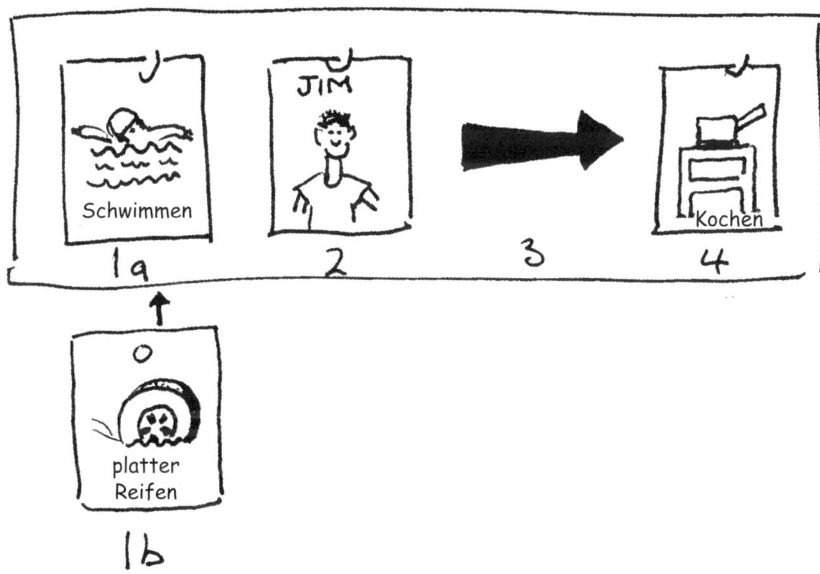

Abbildung 14: *Schautafel, um Veränderungen anzuzeigen*

Zumindest schaffen wir dadurch eine Grundlage zum Verhandeln, etwas Konkretes, auf das wir uns beziehen können, anstatt von einem wackligen Sprachfundament abhängig zu sein, das, wenn eine Person bereits unter Stress steht, ihre Verwirrung noch vergrößert. (Obwohl ich es selbst nie ausprobiert habe, sollte es theoretisch auch möglich sein, bei Bedarf statt Bildkarten eine Sequenz von *Bezugsobjekten*[6] zu verwenden.)

Wir können zwar nicht erwarten, dass alle hier beschriebenen Vorschläge jedem einzelnen Partner helfen, aber sie waren zumindest alle schon bei verschiedenen Personen effektiv und sollten deshalb in die Interaktion einbezogen werden. Das Wichtigste ist, das sensorische Chaos, von dem das Gehirn des Partners überwältigt wird, zu reduzieren und bedeutungsvolle Signale einzusetzen, damit die andere Person versteht, was vor sich geht. Das nächste Kapitel beschreibt den fiktiven Tagesablauf eines Kindes mit ASS und seine sensorischen Herausforderungen, und im Kapitel 8 wird genau erläutert, wie man die Körpersprache einsetzt, um mit dem Partner zu kommunizieren.

Kernpunkte:

- Es gibt unzählige Aspekte der gesprochenen Sprache, die vom Gehirn verarbeitet werden müssen. Sprache stellt daher Menschen mit ASS vor unterschiedlich große Probleme.
- Wenn ein Mensch mit ASS nicht spricht, bedeutet das nicht unbedingt, dass er auch keine Sprache verstehen kann. Wenn sein Stresslevel reduziert wird, beginnt der Betreffende vielleicht, angemessene Sprache zu verwenden, abhängig vom Grad der Lernbehinderung.
- Es ist wichtig, die Menge der Informationen, die vom Gehirn verarbeitet werden müssen, zu verringern und klare Mitteilungen auszusenden, während wir mit unserem Partner kommunizieren.
- Verwirrende Mitteilungen können manchmal durch visuelle Hinweise geklärt werden.

6 Bezugsobjekte beziehen sich direkt auf eine bestimmte Aktivität und helfen dem Partner zu verstehen, was er tun soll oder was als Nächstes passieren wird. Ein Handtuch steht z. B. für „schwimmen gehen", Seife für „ein Bad nehmen", Autoschlüssel für eine Autofahrt, usw. Es ist nicht dasselbe wie Zeichen, die für eine Person mit schweren ASS zu abstrakt sein können.

7 Fallbeispiel: Ein Tag im Leben von Mike

Inhalt des Kapitels

* Ein normaler Tag in Mikes Leben
* Ein besserer Tag für Mike

Ein normaler Tag in Mikes Leben

Anhand eines konkreten Beispiels sollen die bisherigen Erkenntnisse verdeutlicht werden. Stellen wir uns also einen normalen Schultag eines Jungen mit ASS vor, um besser nachvollziehen zu können, mit welchen sensorischen Herausforderungen er konfrontiert ist.

Mike wacht auf. Er hat schlecht geschlafen, weil er ein unregelmäßiges Schlafmuster hat. Er ist lichtempfindlich, und es tut seinen Augen weh, wenn die Vorhänge aufgezogen werden. Er zieht es vor, wenn sein Zimmer dunkel bleibt. Das Haarekämmen und Zähneputzen ist ein Problem, weil seine Haut extrem schmerzempfindlich ist. Das Telefon klingelt, und der Klingelton tut in seinen Ohren weh.

Mike weiß, dass er von einem Bus abgeholt und zur Schule gefahren wird, aber Warten ist ein Problem. In seinem Gehirn kreisen zwei widersprüchliche Mitteilungen: „Der Bus kommt" und „Der Bus ist nicht hier". Dieser Widerspruch versetzt ihn in große Unruhe.

Die Fahrt zur Schule von einem Ort zum anderen ist sehr schwierig. So viele verschiedene Sinneseindrücke müssen verarbeitet werden. Sein Gehirn ist mit „Störfrequenzen" überflutet. Heute finden Bauarbeiten auf der Straße statt, also muss der Bus einen neuen Weg fahren. Das ist zu viel für Mike, und er beginnt sich selbst zu schlagen. Beim Aussteigen kann er die eigenen Füße nicht mehr spüren. Er befindet sich immer noch im Zustand der Fragmentierung, als er in der Schule ankommt.

Mike besucht eine recht gute Schule, aber die Einrichtung präsentiert eine Sturzflut überwältigender Sinneseindrücke: viele umhereilende Menschen, das Wirrwarr der Stimmen und die morgendliche Versammlung in einem großen Saal, in dem die Stimmen und Geräusche widerhallen; noch dazu ist die Farbe der Schuluniform ein knalliges Rot. Die Wände sind mit Bildern und Kunstprojekten der Kinder vollgehängt. Die gesamte Umgebung wirkt in hohem Maße stimulierend.

Mikes Tag beginnt mit dem Stuhlkreis, wo alle Kinder seiner Klasse begrüßt werden. Das soll den Kindern helfen, sich als Teil der Gruppe zu fühlen und auch die anderen Kinder zu respektieren. Leider hat Mike ein Problem mit Nähe und hält es nicht aus, neben den anderen Kindern zu sitzen. Der Geräuschpegel verursacht ihm Schmerzen. Er versucht zu fliehen, aber der Riegel an der Tür ist zu hoch, um ihn erreichen zu können. Er setzt sich in eine Ecke, so weit wie möglich von den anderen entfernt, und beginnt hin- und herzuschaukeln. Wenn er sich ausschließlich auf diese Bewegung konzentriert, kann er gerade noch so die Kontrolle über sich bewahren.

Der Stuhlkreis ist zu Ende. Seine Lehrerin kommt, um Mike, der sich weiterhin verweigert, zu seinem Arbeitsplatz zu bringen. Mikes durchstrukturiertes Programm bringt ihm in sensorischer Hinsicht Erleichterung. Die Routine an seinem Arbeitsplatz ist ihm vertraut, und Mike weiß, was er tut, aber das Neonlicht schmerzt in seinen Augen, und das Licht wird von der weißen Oberfläche des Tisches reflektiert. Mechanisch bewältigt er seine Aufgaben: Er weiß zwar, was er tun soll, ist jedoch nicht daran interessiert oder motiviert, selbstständig zu forschen und zu erkunden.

Für Mike ist die Pause ein Albtraum. (Nehmen Sie einmal bewusst Kinder wahr, die auf einem Spielplatz spielen: Es ist ein einziges Durcheinander von lautem Geschrei und unvorhersehbaren Bewegungen. Ein Junge sagt in der britischen Radiosendung *„A is for Autism"* (Arnall & Peters, 1992): „Ich dachte, ich würde verrückt werden." Deshalb stand er einfach nur auf einer Stelle und konzentrierte sich auf das ständige Wedeln mit seiner Hand.) Mary berührt Mike beim Vorbeilaufen. Es fühlt sich wie ein Angriff an. Er weiß nicht mehr, wo oben und unten ist. Er hat Angst, schreit und schlägt nach anderen. Auch beim Mittagessen im Speisesaal fühlt sich Mike von beängstigenden Sinneseindrücken bombardiert und rennt zum Ausgang.

Noch dazu ist Mike zehn Jahre alt und kommt gerade in die Pubertät. Zusätzlich zu allen anderen sensorischen Problemen ist er also generell noch empfindlicher gegenüber Stimuli, die ihm Schmerzen verursachen, außerdem wird er manchmal von Wellen unangenehmer Empfindungen überrollt, die ohne Vorwarnung einsetzen und über die er keine Kontrolle hat.

Und so geht es den ganzen Tag lang. Als Mike nach Hause kommt, erfährt seine Mutter, dass er nicht mehr im Bus mitfahren darf, weil er Jim geschlagen hat und ungezogen ist. Als sie es endlich geschafft hat, Mike nach oben in sein Zimmer zu bringen, ist sie völlig erschöpft und macht sich über den bürokratischen Prozess Sorgen, den sie am nächsten Tag beginnen muss, damit Mike zukünftig ein Taxi bewilligt wird.

Weil wir nicht das gleiche Maß an sensorischem Stress erleben wie Mike, sehen wir nur sein Verhalten, das wir als schwierig und aggressiv einstufen.

Das autistische Spektrum ist sehr breit gefächert, und manche Eltern und Lehrer von Kindern mit ASS werden die obige Beschreibung für übertrieben halten. Andere dagegen werden sofort das Muster ihrer täglichen Herausforderung wiedererkennen, wenn sie ein Kind betreuen, das eindeutig unter sehr hohem sensorischen Stress leidet und sehr oft als „schwierig“ und „herausfordernd“ missverstanden wird.

Ein besserer Tag für Mike

So könnte ein Tag aussehen, der für Mike in sensorischer Hinsicht besser zu bewältigen wäre:

Mike wacht auf, und die Vorhänge bleiben geschlossen. Neben seinem Bett befindet sich ein Dimmer, mit dem er die Lichtintensität selbst steuern kann. Er benutzt eine Mundspülung, um seine Zähne zu reinigen, und seine Mutter hat den Klingelton des Telefons verändert, sodass er nicht mehr in den Ohren schmerzt. Sie verwendet eine spezielle Uhr mit nur einem Zeiger, um Mike klarzumachen, wann sein Taxi kommt.

Wenn Mike die Schule erreicht, geht er nicht zur morgendlichen Versammlung, sondern betritt das Gebäude durch einen Seiteneingang. Da wir herausgefunden haben, dass Mike sich durch Hin- und Herschaukeln selbst beruhigt (das Schaukeln bietet einen erkennbaren Stimulus für sein vestibuläres System), wird er als Erstes zum Spielen auf das Trampolin gebracht, um ihn dadurch zu beruhigen, dass sein Gehirn einen Stimulus erhält, den es erkennt.

Danach wird er zu seinem Arbeitsplatz begleitet. Dieser wurde inzwischen in einer neutralen Farbe gestrichen und ist mit einer Klemmleuchte versehen, deren Licht genau die Farbe hat, die Mike hilft, Informationen besser zu verarbeiten. Während der Pause trägt er eine Mütze, um seine Augen vor Licht zu schützen, sowie eine Weste, in deren Taschen sich Gewichte befinden, auf die er sich konzentrieren kann, anstatt von dem sensorischen Chaos um ihn herum überfordert zu werden. Das Mittagessen nimmt er in einem ruhigen Raum ein.

Unsere Aufgabe besteht also darin, Mikes Umgebung zu modifizieren, damit er nicht ständig von Reizen überwältigt wird, auf die er überempfindlich reagiert und die ihm Schmerzen verursachen. An dieser Stelle müssen wir uns allerdings die Frage stellen, inwieweit es überhaupt möglich ist, Mikes Umgebung zu modifizieren, damit er besser zurechtkommt und nicht ständig in „einer Welt voller Angst und Schrecken" leben muss, wie Thérèse Jolliffe (u.a.1992) es ausdrückt.

Wir können sicherlich nicht immer das sensorische Chaos verhindern, dem Mike ausgesetzt ist. Gibt es also noch einen anderen Weg, um diesem Kind die Erfahrung einer Welt zu vermitteln, die „stabil" ist und einen Sinn ergibt? Im nächsten Kapitel werden wir erklären, wie man Körpersprache mit einbezieht, um Mike und anderen Kindern (und Erwachsenen) zu helfen, die Welt besser zu verstehen und mit anderen Menschen in Beziehung zu treten. Es ist wie mit einer Chipkarte, mit der man sich irgendwo Zutritt verschafft: Man muss zunächst den korrekten Zugangscode verwenden.

Kernpunkte:

- Stellen Sie sich folgende Fragen: Welche Faktoren/Aktivitäten wirken auf Ihren Partner beruhigend und welche lösen Stress aus?
- Überlegen Sie sich, wie sie die sensorischen Stimuli nutzen können, die auf Ihren Partner ausgleichend und beruhigend wirken.

8 Die Mimetische Interaktion

Inhalt des Kapitels

- ✭ Die Körpersprache als Kommunikationsmethode verwenden
- ✭ Bedeutungsvolles Feedback finden
- ✭ Variationen einführen
- ✭ Wann und wie lange sollten wir interagieren?

In der Einleitung haben wir die zwei Prinzipien erläutert, auf denen die Mimetische Interaktion basiert: Erstens die frühe Mutter-Kind-Kommunikation, die auf Nachahmen und Bestätigen basiert und das Baby in die Lage versetzt, den nächsten Schritt zu machen, und zweitens das Spiegelneuronensystem.

Diese Kommunikationsprozesse sind tief in uns verankert und bleiben das ganze Leben lang bestehen. Wenn ich die Aktivität einer anderen Person beobachte, wird in meinem Gehirn das gleiche Neuronenmuster erzeugt, wie wenn ich die Aktivität selbst ausführen würde. Ich kann also buchstäblich fühlen, was der andere tut. Die Spiegelneuronen in unserem Gehirn reagieren extrem schnell. Obwohl man vermutet, dass dieses Netzwerk bei Menschen mit ASS nicht normal funktioniert, legt die Beobachtung vieler Menschen mit ASS nahe, dass sie sehr wohl eine Geste erkennen können, sofern sie Teil ihrer eigenen Körpersprache ist. Das Spiegelneuronensystem einer Person mit ASS kann also die Handlungen des Kommunikationspartners erkennen, vorausgesetzt, sie sind Teil ihres eigenen, alltäglichen Repertoires.

Die Körpersprache als Kommunikationsmethode verwenden

Der erste Schritt ist das genaue Beobachten. Was tut unser Partner? Menschen mit ASS finden Worte und Gespräche so verwirrend, dass sie sich in sich selbst zurückziehen und auf die „Konversation" zwischen ihrem eigenen Gehirn und Körper konzentrieren. Wenn ich daran teilnehmen und mit dieser

Person kommunizieren möchte, muss ich sie zunächst genau beobachten und dann ihre Gesten oder Geräusche oder Bewegungen, d. h. das Feedback, das sie sich selbst gibt, verwenden.

Das bedeutet nicht, dass ich den Partner als infantil betrachte, sondern im Gegenteil, dass ich seine „Selbstgespräche" so sehr respektiere, dass ich seine persönliche Sprache lernen werde, um mit ihm kommunizieren zu können. Ich akzeptiere und schätze die Person so, wie sie ist, und versuche nicht, sie nach meinen Idealen zu verändern.

Ein junger Mann mit ASS schnippt andauernd mit den Fingern gegen irgendwelche Gegenstände. Wenn er aufgebracht ist, brüllt er und schlägt mit dem Kopf gegen die Wand. Seine Psychologin sagt, dass bei ihm alle Kommunikationsversuche gescheitert sind. Er lässt es nicht zu, dass jemand neben ihm sitzt. Ich nehme mir auch ein Stück Schnur, setze mich neben ihn auf den Boden und schnippe gegen die Schnur. Zuerst greift er nach meiner Schnur, beginnt dann aber, meine Gegenwart zu tolerieren. Zunächst zeigt er an meiner Aktivität Interesse und dann auch an meiner Person; er reagiert mit schüchternem Lächeln und Blickkontakt. Schließlich untersucht er mein Gesicht aus unmittelbarer Nähe, er initiiert neue Aktivitäten und wartet ab um zu sehen, wie ich darauf reagiere.

Ein Junge ist in seiner inneren Welt versunken. Er stöhnt und kratzt an seinen Fingern. Ich sitze neben ihm und kratze an meinen eigenen Fingern, dabei achte ich darauf, dass er genau sehen kann, was ich tue. Jedes Mal, wenn er stöhnt, antworte ich ihm. Nach einer Weile sieht er mich an, lächelt und streckt seine Hand aus, um meine Hand zu halten. Jedes Mal, wenn er einen Ton von sich gibt, „male" ich mit dem Finger den Ton auf seinen Arm. Ich male verschiedene Figuren, die die „Form" seiner Töne widerspiegeln. Er lacht.

Ein Mann, der nicht reagiert und oft aggressiv ist, hält es nicht aus, wenn er berührt wird. Er leckt sich die Lippen, die Zunge wandert dabei ständig im Kreis herum. Ich male die kreisförmige Bewegung auf seinen Fuß. Er lächelt und bricht sogar in Gelächter aus, als ich die Richtung der Kreisbewegung wechsle. Wir haben Spaß miteinander.[7]

Ein Junge mit ASS, der nicht spricht und für sein aggressives anfallartiges Verhalten bekannt ist, bekommt versehentlich etwas Sand in den Mund. Ich habe seit ca. einer Stunde seine Geräusche nachgeahmt, um mit ihm zu kommunizieren. Als seine Lehrerin ein Glas Wasser für ihn holt, verziehe ich mein

7 Weitere Fallbeispiele für Phoebe Caldwells Arbeitsweise in: Caldwell (2000, 2004, 2005; Caldwell und Horwood, 2007). Es gibt außerdem ein Lehrvideo, das die praktische Anwendung der Mimetischen Interaktion demonstriert (Caldwell 2003).

Gesicht so, als ob ich ebenfalls Sand im Mund hätte, und ich tue so, als würde ich ihn ausspucken. Der Junge sieht mich an, lacht und tut es mir nach. Auch hier haben wir mithilfe der Körpersprache (Gesichtsausdrücke) eine lustige Situation geteilt.

Manche Menschen sind in einem Kreislauf bestimmter Verhaltensweisen gefangen, die sie von anderen Menschen und ihrer Umgebung abtrennt. Im Prinzip führen sie ein Selbstgespräch: das Gehirn sendet immer wieder die gleichen Signale aus und kreiert eine Mitteilung, die nicht bedrohlich wirkt. In solchen Situationen beobachte ich immer genau, was mein Partner tut (d. h. wie sein Gehirn und Körper miteinander „sprechen“) und nehme dann an seiner „Konversation“ teil. Es ist wichtig, ihm zu vermitteln, dass ich, wenn er irgendein Geräusch oder eine Bewegung macht, auf eine Art und Weise reagieren werde, die keinen Stress auslöst und für sein Gehirn bedeutungsvoll ist.

Bedeutungsvolles Feedback finden

Wir müssen herausfinden, welche Art von Feedback sich unser Kommunikationspartner selbst verschafft: Worauf konzentriert er sich um zu verstehen, was gerade vor sich geht, und um die Kohärenz aufrechtzuerhalten?

1) *Genaue* Beobachtung: Wie verhält sich unser Partner in physischer Hinsicht? (Es geht hier nicht darum, wie er sich unserer Meinung nach verhalten *sollte*.)
Sind folgende Verhaltensweisen erkennbar?

✯ Visuelles Feedback:
- mit dem Finger in die Augen stechen
- mit den Fingern wedeln
- mit Gegenständen wedeln
- Gegenstände drehen oder kreiseln lassen
- beobachten, wie sich Schatten bewegen

✯ Auditives Feedback:
- klopfen
- leise Geräusche in der Kehle erzeugen
- Gegenstände schlagen
- grölen
- schreien

✯ Taktiles Feedback:
- streicheln – sich selbst oder einen Gegenstand
- kratzen – sich selbst oder einen Gegenstand

✯ Propriozeptive Stimuli:
- sich selbst schlagen
- Druck auf den Körper ausüben
- springen und hüpfen
- im Kreis herumlaufen
- auf dem Trampolin hüpfen
- schaukeln
- mit dem Körper vor- und zurückschaukeln

✯ Fixierung auf einen äußeren Reiz oder ein Thema, das von der Außenwelt „entführt" wurde:
- Papier zerreißen
- Türen schließen
- Katzen malen
- zählen
- ein bestimmtes Video oder eine DVD ansehen
- Autos
- Züge
- Computer.

2) Genaues Beobachten und Zuhören ermöglicht neue Einblicke. Was sagt ein bestimmtes Verhalten darüber aus, wie sich der Partner fühlt? Können wir ähnliche Gefühle bei uns selbst wahrnehmen?
3) Um an der Konversation des Partners teilzunehmen, spiegeln wir ihm diejenigen Signale wider, mit denen er vertraut ist. In der Regel hält er dann inne und hört zu, weil er überrascht ist. „Das ist ja mein Signal, aber woher kommt es nur?" Dann schaut er sich um und versucht es herauszufinden. Wenn man das Signal dann wiederholt, führt das normalerweise zu einer Reaktion des Partners. Wir versuchen, ihn von einer einsamen Beschäftigung zu einer Aktivität zu führen, die wir teilen können.

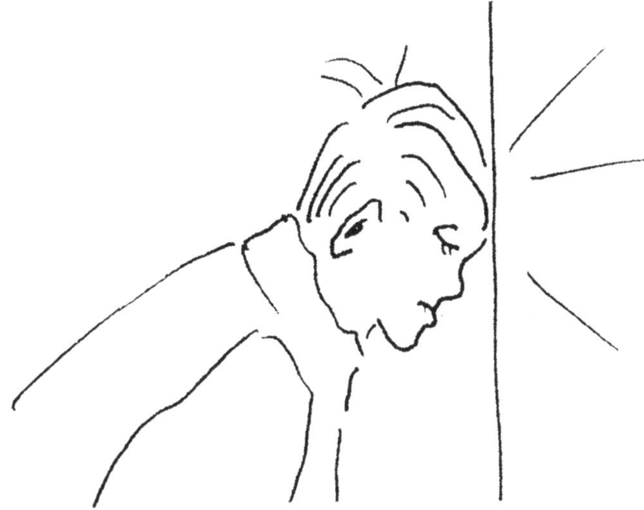

Abbildung 15: *Dieser Mann schlägt mit dem Kopf gegen die Wand, um die Kohärenz zu wahren, wenn der autonome Sturm einsetzt*

Diese Art der Intervention ist mehr als reines Nachahmen. Es ist eine Methode, um eine Konversation zu entwickeln, und die Voraussetzungen und erforderlichen Fertigkeiten sind die gleichen wie bei einer verbalen Kommunikation: Wir wechseln uns ab, hören dem anderen gut zu und antworten ihm, geben ihm genügend Raum und führen neue und relevante Themen ein. Zunächst geschieht das durch Widerspiegeln: Wir imitieren das Verhalten entweder am eigenen Körper oder führen es mit der anderen Person zusammen aus. Wenn jemand sich beispielsweise selbst schlägt, können wir ein Echo erzeugen, indem wir an unseren Körper oder eine Tür klopfen oder, sofern er es aushält, sehr sanft an seinen Körper klopfen und dabei den gleichen Rhythmus verwenden wie er.

Allerdings geht es bei der Mimetischen Interaktion nicht nur um Krisenbewältigung. Unser Partner hört vielleicht einfach nur einem unauffälligen Geräusch zu, wie Saugen, Zungenschnalzen oder Tönen, die in der Kehle erzeugt werden. Finden Sie jedes Mal aufs Neue heraus, was gerade passiert; verlassen Sie sich nicht auf das, was am Vortag oder auch nur zehn Minuten zuvor effektiv war oder bei einer anderen Person funktioniert hat.

Variationen einführen

Viele Menschen, die beginnen, die Mimetische Interaktion zu verwenden, denken fälschlicherweise, dass sie einfach nur das Verhalten des Partners imitieren müssen. Wir imitieren oder kopieren jedoch nicht ausschließlich, sondern überlegen uns auch, wie unsere „Konversation" wachsen kann. Während unseres Austauschs werden die Interventionen und Reaktionen modifiziert. Es ist wichtig, genau zu beobachten, wann der Partner etwas Neues ausprobiert, und darauf zu reagieren; außerdem führen wir selbst Variationen ein.

Solche Variationen dürfen jedoch nicht zu sehr „vom Kurs abweichen" und müssen immer mit dem ursprünglichen Verhalten oder mit einem anderen Element der Körpersprache des Partners zusammenhängen. Wir können beispielsweise die Abfolge von Bewegungen umkehren oder auf ein Geräusch mit einer Berührung antworten. (Es ist wie beim Jazz, wo viel improvisiert wird – aber immer im Zusammenhang mit dem Leitthema.) Wir können auch die Art und Weise, wie eine Aktivität ausgeführt wird, verändern. Das Wichtigste ist, dass unser Partner lernt, dass er jedes Mal, wenn er eine Aktivität ausführt, eine bedeutungsvolle Antwort erhält.

Wir können auf folgende Art und Weise Variationen einführen:

- ✯ indem wir die Dauer, Tonhöhe oder Klangfarbe eines Geräusches verändern. Man kann auch den Rhythmus verändern oder Spannung aufbauen.
- ✯ indem wir die Wahrnehmungsebene verändern, z. B. die Schaukelbewegung einer Person im gleichen Rhythmus auf einer Stuhllehne klopfen oder auf einem Stück Wellrohr kratzen.
- ✯ indem wir die Erwartungen des Partners durchbrechen:
  - Wir können ein neues, aber ähnliches Thema einführen. Ein Mann mag z. B. Hunde. Wir sehen uns Bilder von Hunden an. Als ich anfange zu bellen, lächelt der Mann. Sowie sich sein Gehirn daran gewöhnt hat, dass ich auf diese Weise reagieren werde, miaue ich wie eine Katze, und er bricht in lautes Gelächter aus.
  - Oder wir verzichten auf etwas, das vom Gehirn erwartet wird. Eine Frau läuft z. B. vor mir und stampft dabei mit den Füßen auf. Ich tue es ihr nach. Als ich sicher bin, dass sie mir zuhört, lasse ich eins meiner Stampfgeräusche aus. Sie dreht sich sofort um und lacht.

Wir müssen kreativ sein und immer darauf achten, was für das Gehirn des Partners bedeutungsvoll ist.

Es ist überaus wichtig, dass wir neue Initiativen des Partners registrieren und auch darauf reagieren. Dadurch vermitteln wir ihm, dass wir an dem, was er sagt, interessiert sind. Wenn wir das versäumen, signalisieren wir ihm, dass wir ihm nicht gut zuhören. Es ist wichtig, dem Partner zu vermitteln, dass wir sein Verhalten, seine eigene Sprache, in der er „Selbstgespräche" führt, und die Person als Ganzes respektieren.

Wenn keinerlei Variationen eingeführt werden, entweder von uns oder vom Kommunikationspartner, können Probleme entstehen.

> Eine Frau, die mit dem Körper hin- und herschaukelt, reagiert zuerst mit Interesse, als ihre Betreuerin die gleiche Bewegung ausführt. Nach und nach schwindet das Interesse jedoch, bis ihre Betreuerin das Gefühl hat, dass sie nicht länger Teil einer Konversation ist, sondern dazu „benutzt" wird, die Bedürfnisse der Frau zu erfüllen. Die Interaktion ist verloren gegangen.

Genau genommen ist es jedoch das Überraschungselement, das verloren gegangen ist – dieses Element sorgt für einen lebendigen, flexiblen Kommunikationsprozess. Wenn es fehlt, setzt im Gehirn des Partners *Gewöhnung* ein, und wir haben das Gefühl, wir werden wie ein Gegenstand „benutzt": Wir werden einfach in den Kreislauf seiner Selbststimulierung „eingebaut".

Ein gutes Timing ist sehr wichtig. Wir sollten immer darauf reagieren, was im jeweiligen Moment passiert, und mechanische Reaktionen vermeiden. (Aus diesem Grund ist es selten effektiv, die Geräusche des Partners aufzunehmen und ihm vorzuspielen. Manchmal zeigt er vielleicht kurz Interesse, verliert es jedoch schnell wieder. Die Antwort muss immer persönlich und aktuell sein.) Es sollte sich so anfühlen, als würden wir uns mit einem Freund unterhalten, und wir sollten dem Partner immer genügend Zeit geben, sich darüber klar zu werden, was gerade geschieht.

Manche Menschen befürchten, dass, wenn sie die repetitiven Verhaltensweisen des Partners aufgreifen und bei der Kommunikation verwenden, dies seine Fixierung darauf noch verstärken wird. In der Praxis ist das jedoch nicht der Fall. Wir lenken vielmehr die Aufmerksamkeit des Partners von seiner stereotypen Gehirn-Körper-Feedbackschleife hin zu einer Interaktion mit der äußeren Welt.

Wenn die Person beginnt, Anzeichen von Stress oder Überlastung zu zeigen, müssen wir zum Ausgangsmuster zurückkehren oder die Dauer der Intervention verkürzen. Das kommt bei Menschen mit ASS manchmal vor – sie beginnen sich bei der Interaktion aufzuregen und fühlen sich überfordert. In solchen Fällen müssen wir die Dauer der Intervention verkürzen und ganz besonders darauf achten, unseren Partner nicht noch „anzustacheln" und die Aufregung zu vergrößern. Unser Ziel ist immer, dem anderen zu helfen, das innere Gleichgewicht und die eigene Mitte wiederzufinden. Vorausgesetzt, wir beziehen uns auf achtsame Weise auf die persönliche Sprache des Partners und antworten auf das, was er uns unserer Meinung nach auf der Gefühlsebene sagen möchte, kann sich der Partner in der Regel mehr und mehr entspannen und die Intervention genießen.

Manchmal müssen sich Menschen ausruhen und ziehen sich zurück. Wir müssen dann abwarten, bis sie ihre neuen Erfahrungen verarbeitet haben. Wenn sie daran interessiert und bereit dazu sind, werden sie von selbst die Interaktion wieder aufnehmen oder anregen.

Man kann auf die meisten stereotypen und repetitiven Verhaltensweisen positiv einwirken, indem man sich auf sie einlässt, sie erkundet und kreativ mit ihnen umgeht. Es ist wichtig, unsere Partner genau zu beobachten und sie ohne Bewertung so zu akzeptieren, wie sie sind. Vor allem sollten wir nicht denken, dass ihre Aktivitäten keinen Wert für die Kommunikation hätten, nur weil sie simpel sind und nicht dem entsprechen, was wir für interessant halten (wie Prusten oder Zungenschnalzen). Wir sollten uns selbst dann auf die Interaktion einlassen, wenn wir Zweifel daran haben, dass uns solche Aktivitäten dem Partner näherbringen. Wir möchten unseren Partnern vermitteln, dass es außerhalb ihrer in sich geschlossenen stereotypen Erfahrungswelt noch eine andere Welt gibt, mit der sie in ihrer eigenen Sprache kommunizieren können. Wir helfen ihnen dabei, dass diese neue Form der Kommunikation eine angenehme Erfahrung wird. Abgesehen von der geteilten Freude und dem Spaß, die eine solche Interaktion mit sich bringt, wächst in der Regel auch das Selbstvertrauen. Wenn wir Stimuli verwenden, die vom Gehirn unseres Partners erkannt werden (die jedoch nicht sein Verarbeitungssystem durchlaufen müssen) ist das so, als würden wir Trittsteine in den reißenden Fluss unverarbeiteter Sinneseindrücke platzieren und unserem Partner zeigen, wie er auf ihnen den Fluss sicher überqueren kann.

Wann und wie lange sollten wir interagieren?

Wir müssen realistisch sein. Schulen und sonderpädagogische Einrichtungen haben vermutlich feste und begrenzte Zeitbudgets für Interventionen und therapeutische Sitzungen. Am besten wäre es, die Körpersprache generell als Teil des gesamten Kommunikationssystems zu verwenden – genauso, wie wir die verbale Kommunikation verwenden – um die Aufmerksamkeit und emotionale Beteiligung unseres Partners so oft wie möglich zu wecken. Wenn z. B. eine Person mit Klopfen beschäftigt ist, klopfe ich jedes Mal, wenn ich an ihr vorbeilaufe, an irgendeinen Gegenstand. Wenn alle BetreuerInnen der Person dies ebenso tun, erhält sie dadurch einen konstanten Zustrom „autismusfreundlicher" Mitteilungen aus der Welt, die sich außerhalb ihrer isolierten und stereotypen inneren Erfahrungswelt befindet. Jedes Mal, wenn die Person ein bedeutungsvolles Signal erhält, auch wenn es noch so unauffällig ist, wird ihre Aufmerksamkeit auf die äußere Welt gelenkt.

Man sollte immer darauf achten, dass bei dieser Art der Kommunikation der Spaß nicht zu kurz kommt. Die meisten von uns wissen, wie viel Spaß und Freude es macht, mit einem Freund Gemeinsamkeiten zu entdecken.

Auf der sprachlichen Ebene können wir Personen mit ASS Informationen vermitteln, auf die sie sonst mit Angst oder Überforderung reagieren würden, indem wir z. B. die Geräusche des Partners dazu verwenden, um eine wichtige Informationen sozusagen „in Geschenkpapier einzuwickeln", d. h. in einen Kontext zu transferieren, mit dem er sich sicher fühlt.

> Ein Mann mit ASS regt sich sehr auf, wenn man ihm mitteilt, dass er ein Bad nehmen soll. Wir verwenden seine eigenen Geräusche, um die Mitteilung in den sicheren Kontext seiner persönlichen Sprache zu integrieren. Dies weckt seine Aufmerksamkeit auf eine positive Weise, und er fühlt sich nicht mehr bedroht: „Ah-ah, Martin, Bad, ah-ah."

Wenn wir die persönliche Sprache des Partners kennenlernen und beherrschen, können wir ihm in Momenten der Fragmentierung oder Überforderung helfen, indem wir uns in seine innere Welt hineinbegeben und seine Aufmerksamkeit auf die äußere Welt lenken.

> Wenn eine Person mit dem Kopf gegen eine Wand schlägt und wir den gleichen Rhythmus klopfen, ist das meistens schon ausreichend, um sie dazu zu bringen aufzuschauen: Der Kreislauf der Selbststimulierung ist durchbrochen. Wenn der Partner aufschaut, klopfe ich wieder gegen die Wand und verwende gleichzeitig einen bestimmten Gesichtsausdruck, um eine Frage auszudrücken (hochgezogene Augenbrauen und den Kopf zur Seite geneigt): „Soll das jetzt unsere gemeinsame Aktivität sein?" (Es ist interessant, dass Menschen mit ASS Gesichtsausdrücke erkennen können, sowie ihre Aufmerksamkeit auf einen Austausch mit der äußeren Welt gerichtet ist.) Wenn die Person dann wieder mit dem Kopf gegen Wand schlägt, „infiltriere" ich nach und nach den Rhythmus ihrer Geräusche und führe Variationen ein. Fast immer entwickelt

sich daraus eine Interaktion, wenn die Person begreift, dass sie jedes Mal, wenn sie etwas tut, darauf eine Antwort erhält. Sie beginnt sich mehr und mehr an unserem Austausch zu beteiligen und auch die Initiative zu ergreifen, weil sie herausfinden möchte, wie ich auf ihre unterschiedlichen Handlungen reagieren werde.

Auf diese Art und Weise kann ich selbst auf schwierige Verhaltensweisen wie Beißen oder mit-dem-Kopf-gegen-die-Wand-Schlagen eingehen und sie positiv beeinflussen.

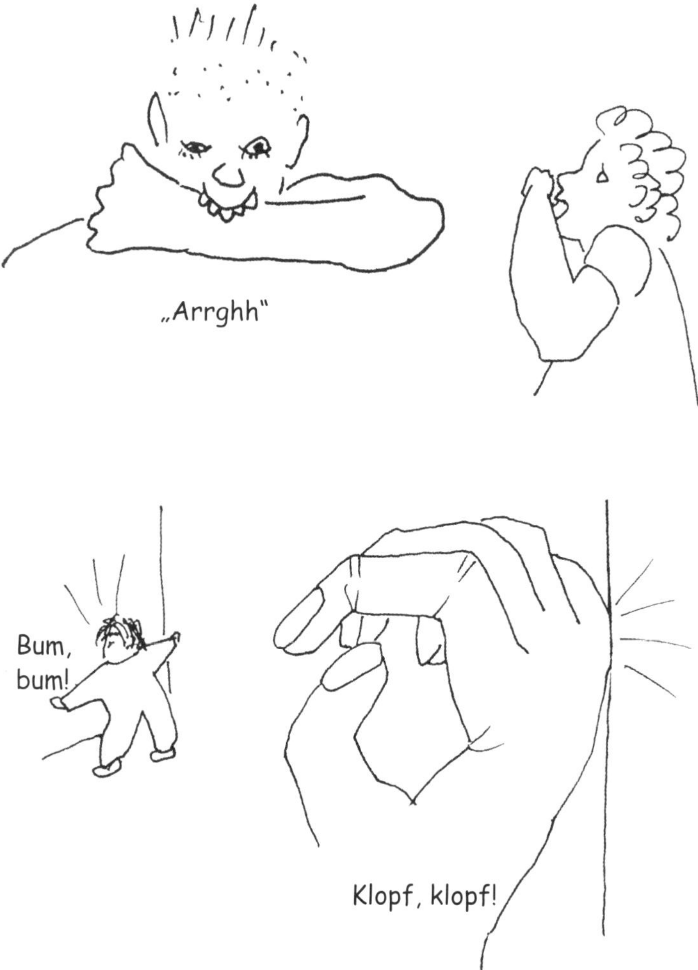

Abbildung 16: *Interaktion mit Menschen, die sich selbst verletzen*

Manche Menschen berichten, dass sie sich dabei dumm vorkommen, wenn sie Aktivitäten widerspiegeln, die sie für infantil halten. Wenn dies der Fall ist, liegt es daran, dass wir mehr an uns selbst als an unseren Partner denken.

Zunächst einmal ist der Begriff „widerspiegeln" hier nicht ganz korrekt: Wir verwenden vielmehr Elemente der Körpersprache des Partners, um ihm zu antworten. Es ist überaus wichtig, dass wir begreifen, dass die Verwendung der persönlichen Sprache des Partners möglicherweise der *einzige* Weg ist, mit ihm Kontakt aufzunehmen. Wir müssen unsere eigenen Vorstellungen davon, was „normal" ist, beiseitelegen und uns in eine Welt hineinbegeben, die für unseren Partner unbedrohlich und akzeptabel ist. Für uns mag eine Aktivität wie gegen eine Perle auf einer Schnur zu schnipsen nicht wichtig erscheinen, aber wir werden überrascht sein, was wir alles über die sensorische Erfahrungswelt unseres Partners lernen, wenn wir beginnen, sie zu teilen. Die Aktivität selbst mag vielleicht nicht so wichtig sein, aber die Hauptsache ist, dass wir sie gemeinsam ausführen. Dadurch können wir mit dem Partner auf eine Weise interagieren, wie wir es noch nie zuvor geschafft haben. Man hört oft von Menschen, die auf diese Weise arbeiten, dass sie einen ganz anderen Eindruck von ihren Partnern erhalten und sie nicht länger als Personen sehen, die sie „erziehen" oder betreuen müssen, sondern als Freunde, mit denen sie gern Zeit verbringen.

Es ist besonders wichtig, sich immer wieder daran zu erinnern, dass die Mimetische Interaktion nicht etwas ist, das wir dem Partner *zukommen lassen*, sondern etwas, das wir mit ihm *teilen*, indem wir uns gegenseitig zuhören und antworten. Es ist sehr leicht, in die Rolle eines Entertainers, Lehrers oder Betreuers zu fallen, anstatt auf gleicher Augenhöhe zu agieren. Wir suchen jedoch immer den Dialog statt eines Monologs.

Zusätzlich können wir die Methoden der Sensorischen Integration verwenden und die propriozeptiven Reize erhöhen, indem wir Gewichte verwenden (z. B. aus dem Fitnessbereich, erhältlich in Sportgeschäften), die wir in eine Weste oder Jacke einnähen oder an den Fuß- oder Handgelenken anbringen können. Ein Rucksack, der mit schweren Büchern gefüllt ist, bietet einen guten Stimulus, wenn das Kind nach draußen geht oder auf dem Spielplatz spielt.

Folgende Aktivitäten bieten Kindern und Erwachsenen besonders viele propriozeptive Stimuli: schieben/drücken, ziehen, tragen, heben und zerren; z. B. eine Schubkarre, einen Einkaufswagen oder eine Kiste auf Rädern schieben, Tauziehen spielen oder schwere Bücher von einem Klassenzimmer ins andere tragen. Für Jungendliche ist ein regelmäßiges Übungsprogramm mit Kurzhanteln und geeigneten, Widerstand leistenden Geräten aus dem Fitnessbereich empfehlenswert. Solche einfachen Strategien sind für unsere

Partner sehr hilfreich, da sie sich dadurch auf etwas anderes konzentrieren können als auf ihr inneres Chaos (Horwood, 2006 und 2004).

Wenn wir erreicht haben, dass unser Partner „zuhört" und sich an der Interaktion beteiligt, ist es wichtig, ihm die Kontrolle zu überlassen. Damit er Selbstvertrauen aufbauen kann, muss er wissen, dass alles, was er tut, wechselseitig unsere Reaktionen beeinflusst. Das ist die Grundlage der Kommunikation.

Die Verwendung der Körpersprache des Partners (sowie gegebenenfalls der Methoden der Sensorischen Integration) hilft, die Aufmerksamkeit des Partners so stark zu fokussieren, dass sein Gehirn in der Lage ist auszuwählen und die Auslöser der Hypersensitivität auszufiltern. Das Vorhandensein konkreter Bezugspunkte, an denen die Person Interesse zeigt, kann Überlastung verhindern.

> Ein junger Mann mit sehr schweren ASS reagiert überempfindlich auf das Geräusch von Flugzeugen am Himmel. Jedes Mal, wenn ein Flugzeug über ihn hinwegfliegt, rollen seine Augen nach links. Auf einem Video kann man sehen, wie er sich nach einer 20-minütigen Intervention, bei der seine eigenen Geräusche und Bewegungen als Kommunikationselemente verwendet werden, nicht länger durch hochfrequente Geräusche gestört fühlt.

Es ist wichtig, dass möglichst viele Menschen aus dem Umfeld des Partners an den Interventionen teilnehmen, anstatt nur eine einzige Betreuungsperson. Diese könnte zu einer Fixierung des Partners auf diese eine Person führen. Interaktionen sollten immer auch Teamarbeit sein. Manchmal hat unser Partner z. B. Spaß daran, eine Konversation mit mehreren Personen gleichzeitig zu führen, bei der er von einem zum anderen schaut und die anderen abwechselnd dazu anregt, ihm zu antworten.

Kernpunkte:

- Menschen mit ASS haben Schwierigkeiten mit verbaler Kommunikation. Stattdessen können wir mit ihnen auf eine Weise kommunizieren, die bedeutend weniger Stress auslöst, indem wir *ihre eigene Sprache*, d. h. ihre Körpersprache verwenden.
- Bei der Mimetischen Interaktion geht es nicht darum, die Aktivitäten des Partners genau nachzuahmen. Wir müssen Variationen einführen und dabei sichergehen, dass wir nicht zu stark von den ursprünglichen Elementen der Kommunikation abweichen. So kann sich die Konversation weiterentwickeln.
- Die Mimetische Interaktion ist nicht etwas, das wir unseren Partnern zukommen lassen; es ist eine Methode, wie wir gemeinsam eine angenehme Zeit verbringen und Aktivitäten teilen können.

9 Wie geht man mit Stressverhalten um?

Inhalt des Kapitels

- Extremer Stress
- Interventionen bei Menschen, die sich in einer Krise befinden

Extremer Stress

Auf Elternversammlungen höre ich immer wieder die Frage: „Ja, das ist ja alles gut und schön, aber manchmal rastet mein Kind völlig aus. Was kann ich tun, wenn es schreit, spuckt, beißt, sich selbst schlägt und mich angreift?"

Wir müssen uns immer wieder in Erinnerung rufen, dass, wenn ein Kind oder Erwachsener Stressverhalten oder schwieriges Verhalten zeigt, es daran liegt, dass der Betroffene irgendeine Form von sensorischer Überlastung erlebt. Da er in diesem Moment völlig überfordert ist, kann man sein Verhalten als einen verzweifelten Hilfeschrei deuten. Das Erste, was wir tun müssen, ist die Menge der Sinneseindrücke, die auf ihn einstürzen, zu reduzieren.

Interventionen bei Menschen, die sich in einer Krise befinden

- Tragen Sie Kleidung in gedämpften Farbtönen.
- Verwenden Sie so wenig Sprache wie möglich, da Sprache zu den Sinneseindrücken gehört, die vom Gehirn verarbeitet werden müssen. Wenn Sie sprechen, sprechen Sie leise, eventuell ist es besser zu flüstern.
- Halten Sie einen Moment inne, bevor Sie das Zimmer Ihres Partners betreten. Hören Sie irgendwelche Geräusche? Falls ja, antworten Sie, um die Aufmerksamkeit des Partners zu wecken, bevor Sie eintreten. Wenn möglich, gehen Sie nicht über die Türschwelle, bevor Sie Kontakt aufgenommen haben – auch, wenn die Hauptbetreuungsperson bereits das Zimmer

betreten hat und den Partner auffordert, „hallo“ zu sagen. Idealerweise stellen wir uns immer zuerst in der persönlichen Sprache des Partners vor, bevor wir seinen Raum betreten, damit wir, wenn wir ihm näher kommen, nicht als eine Gefahr wahrgenommen werden, die Überlastung auslösen könnte.

- Verwenden Sie Gesten (mit dem Finger zeigen) um zu fragen, ob Sie hereinkommen dürfen. Denken Sie daran, dass sich Ihr Partner in einer Krise befindet, und warten Sie auf ein Signal seiner Körpersprache, auch wenn es sich nur um das Zucken eines Augenlids, einen kurzen Blick zur Seite oder ein leises Brummen handelt. Wenn keine oder eine negative Reaktion erfolgt, warten Sie ab und versuchen Sie es noch einmal. Sie versuchen, dem Partner die Kontrolle zu übergeben, damit er versteht, dass Sie nichts Beängstigendes tun werden.
- Wenn Ihr Partner mit „ja“ antwortet, überqueren Sie zuerst nur die Türschwelle und bleiben dann stehen. Warten Sie, bis der Partner sich ein Bild von Ihnen gemacht hat. Sagen Sie dann: „Kann ich mich hinsetzen?“, und zeigen Sie auf einen Stuhl.
- Beobachten Sie Ihren Partner und hören Sie ihm gut zu. Beginnen Sie, ihm sein Verhalten widerzuspiegeln. Warten Sie seine Reaktion ab, bevor Sie es aufs Neue versuchen. Geben Sie ihm genügend Zeit zu antworten.
- Warten Sie immer erst seine Erlaubnis ab, bevor Sie etwas Neues einführen. Gehen Sie sicher, dass er weiß, was Sie tun werden, bevor Sie es tun.
- Fordern Sie ihn nicht dazu auf, etwas Bestimmtes zu tun, wenn er gerade dabei ist, eine andere Aktivität auszuführen.
- Wenn der Partner Blickkontakt vermeidet, tun Sie es ihm nach. Schauen Sie über seine Schulter hinweg, wenn Sie ihn ansprechen, um zu signalisieren, dass Sie seine Regeln verstehen und nichts tun werden, was bei ihm Schmerz oder Stress auslösen wird.
- Beobachten Sie, mit welcher Art von Selbststimulierung der Partner beschäftigt ist. Finden Sie zusätzlich heraus, von welchen Faktoren er sich gestört fühlt: Hypersensitivität bezüglich visueller Eindrücke (kann durch die Intensität von Licht, Farben und Mustern entstehen); nicht zu wissen, was geschieht; emotionale Überforderung; Sprache; alles, was abstrakt ist; Veränderungen; Wahlmöglichkeiten; hormonelle Veränderungen, besonders in der Pubertät. Finden Sie außerdem heraus, was den Partner beruhigt: visuelle und auditive Ruhe und Harmonie; Gewichte, auf die er sich konzentrieren kann; Mimetische Interaktion.
- Reduzieren Sie so weit wie möglich Stress auslösende Faktoren. Bieten

Sie bedeutungsvolle Stimuli an, auf die sich der Partner konzentrieren kann.

- Wenn Ihr Partner spricht, achten Sie auf „gelernte Phrasen“ und „unterschiedliche Stimmen“, die negative Gefühle ausdrücken. Gehen Sie auf negative Gefühle ein, indem Sie demonstrativ und verständnisvoll den Kernbegriff verwenden, z. B.: „Du hast jetzt sicher das Gefühl, dass du mich schlagen willst“, oder: „Du hast jetzt sicher die Schnauze voll.“
- Wenn sich der Partner in einer Krise befindet, interagieren Sie mit ihm durch seine Körpersprache, aber geben Sie ihm viel Raum. Stehen Sie so weit wie möglich von ihm entfernt, aber nur so weit, wie sie noch seine Aufmerksamkeit aufrechterhalten können.
- Wenn Sie merken, dass sich der Partner durch Ihre Gegenwart oder Intervention irritiert fühlt, treten Sie zurück, öffnen Sie die Arme, neigen Sie den Kopf zur Seite und heben Sie die Augenbrauen. So akzeptieren Sie, dass Ihr Partner Ihre Intervention ablehnt, und stellen gleichzeitig die Frage: „Ist das besser so?“ Sie signalisieren ihm, dass Sie verstanden haben, dass er sich bedroht fühlt, und dies akzeptieren. Sie bestätigen seine Gefühle und halten gleichzeitig den Kontakt aufrecht. (Es ist extrem selten, dass man angegriffen wird, wenn man die Körpersprache des Partners verwendet.

  Von den Hunderten von Menschen, mit denen ich zusammengearbeitet habe, haben mich nur zwei angegriffen, obwohl viele von ihnen sehr schwere ASS hatten. In einem Fall war der Grund, dass mein Timing nicht gut war und ich versucht hatte, dem Partner zu schnell zu nahe zu kommen. Im Allgemeinen ist das Gehirn unseres Partners so von unserer Interaktion fasziniert, dass sich die Aufmerksamkeit von seinem inneren Chaos auf das bedeutungsvolle Signal aus der äußeren Welt verlagert – so, wie Metallspäne von einem Magneten angezogen wird.)
- Es mag schwer sein, dies zu glauben, aber wenn Sie es erst mal ausprobiert haben, werden Sie sehen, dass das schwierige Verhalten Ihres Partners schnell abnimmt und oft sogar völlig verschwindet.
- Haben Sie einmal einen erfolgreichen Weg der Interaktion gefunden, hören Sie nicht damit auf, nur weil sich das Verhalten Ihres Partners verbessert hat. Sie haben die Umgebung modifiziert, aber nicht die ASS geheilt. Ihr Partner muss weiterhin die gewohnten Bezugspunkte hören oder sehen können, damit er den Kurs halten kann. Es ist so, als würde man reflektierende Straßenrandmarkierungen anbringen, eine nach der anderen, damit der Autofahrer weiß, dass er sicher fahren kann.

✯ Denken Sie daran, dass wir immer versuchen, eine autismusfreundliche Umgebung zu erschaffen, um den Stresslevel zu reduzieren (s. Abb. 17).

Kernpunkte

- Stressverhalten ist das Resultat sensorischer Überlastung.
- Reduzieren Sie die Menge der sensorischen Informationen, die ein Mensch mit ASS verarbeiten muss.
- Verwenden Sie eine Form der Kommunikation, die auf der Körpersprache des Partners basiert. Beobachten Sie genau sein Verhalten und *wie er auf Ihre Antworten reagiert*. Passen Sie immer wieder Ihr eigenes Verhalten an und überprüfen Sie den Effekt.
- Wenn Sie eine Interaktionsmethode gefunden haben, die funktioniert, hören Sie nicht damit auf, nur weil sich das Verhalten des Partners verbessert hat. Die Mimetische Interaktion und die Sensorische Integration sind keine Heilmethoden für Autismus – es handelt sich um extrem effektive Methoden, um eine Umgebung zu schaffen, die für unseren Partner mit ASS einen Sinn ergibt.

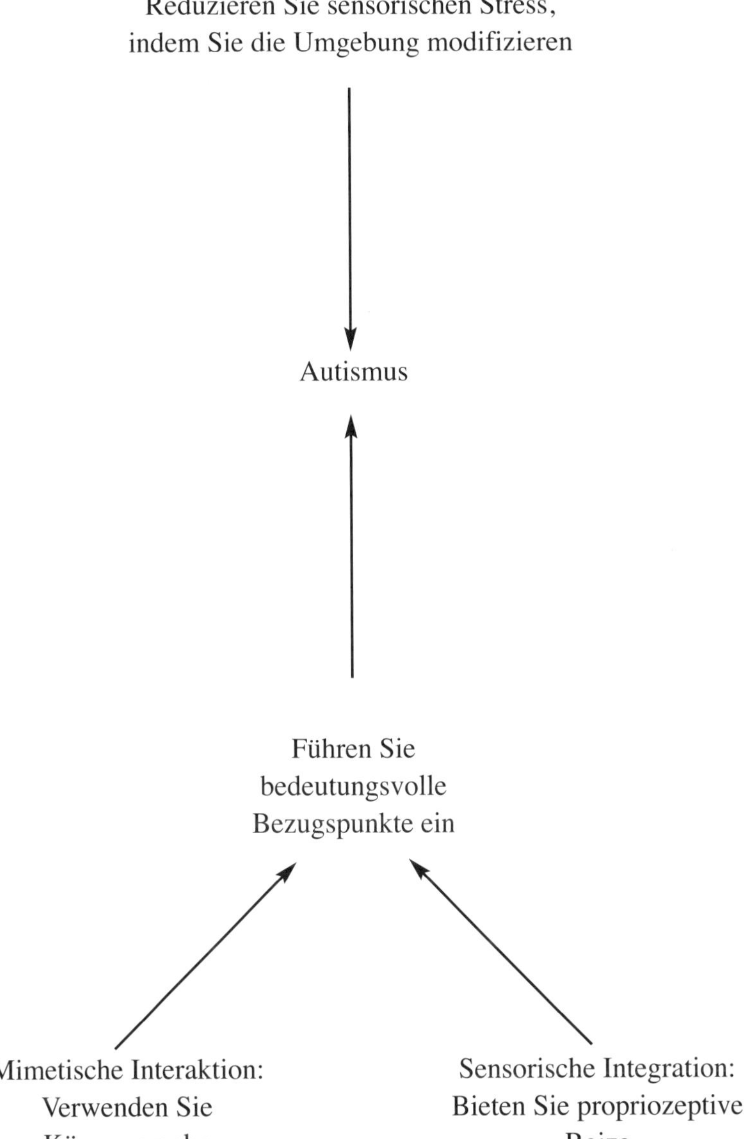

Abbildung 17: *Eine autismusfreundliche Umgebung*

10 Zusammenfassung

In diesem Buch haben wir einen Ansatz vorgestellt, der zwei wichtige Faktoren kombiniert: die Reduzierung von sensorischem Stress durch eine Umgebung, die wenig aufregende und überfordernde Stimuli bietet, *und* die Einführung von bedeutungsvollen und kontinuierlichen Signalen oder Mitteilungen. Diese werden folgendermaßen ermittelt oder kreiert:

1) durch die Körpersprache des Partners
2) durch die Verwendung starker physischer Stimuli, auf die sich das Gehirn konzentrieren kann.

Beide Methoden helfen unserem Partner, die Kohärenz zu wahren, sodass er trotz sensorischer Verwirrung verstehen kann, was gerade geschieht.

Die Mimetische Interaktion schafft nicht nur eine bedeutungsvolle Umgebung, sondern es geht auch darum, Beziehungen aufzubauen, emotionale Beteiligung hervorzurufen und der anderen Person zu vermitteln, dass wir sie so, wie sie ist, schätzen und akzeptieren (ohne überwältigende und schmerzhafte Gefühle auszulösen). Diese Methode bietet dem Partner außerdem einen Weg, seine eigenen Gefühle auszudrücken. Wie die Abb. 17 zeigt, erreichen wir dies, indem wir diejenigen Aspekte in seinem Leben herausfinden und reduzieren, die ihm Stress verursachen, und indem wir kontinuierliche sensorische Signale aussenden, die seine Aufmerksamkeit auf die äußere Welt lenken und diese als eine „benutzerfreundliche“ Umgebung präsentieren. Abgesehen von der Körpersprache kann es auch hilfreich sein, Gewichte und/oder körperliche Aktivitäten mit einzubeziehen, auf die sich der Partner konzentrieren kann.

Die Qualität unserer Interaktion besteht in der geteilten Intimität: das Wichtigste ist nicht das, was wir tun, sondern die auf Präsenz und Achtsamkeit basierende gemeinsame Erfahrung. Mit einer Haltung des tiefen Respekts gehen wir mit einem anderen Menschen eine Partnerschaft ein, wo wir ganz mit ihm im Einklang sind und wo unsere gesamte Aufmerksamkeit auch auf die unauffälligen und intimen Anzeichen emotionaler Beteiligung gerichtet ist, die durch Veränderungen seiner Körpersprache sichtbar werden. Die tieferen und weiter reichenden Auswirkungen dieser Methode erschließen sich uns, wenn wir eine intensive dyadische Kommunikation erleben, ähnlich der frühen Mutter-Kind-Beziehung: eine harmonische Erfahrung, wo wir sowohl unserer selbst als auch des anderen gewahr sind, wo wir gleichzeitig „ich" und „wir" sind.

Wir können natürlich nicht ständig solche „Gipfelerfahrungen" erleben. Wenn wir jedoch einmal mit dem Kommunikationspartner eine solche Erfahrung geteilt haben, können wir seine sensorische Welt besser verstehen, und auf der anderen Seite kann der Partner beginnen, ein ruhigeres Leben zu führen, da ihm jederzeit bedeutungsvolle Bezugspunkte zur Verfügung stehen, an denen er sich „festhalten" kann. Indem wir uns nach innen wenden und auf die Perspektive des Partners einlassen, können wir die Welt aus seinen Augen sehen. Wir teilen seine Wahrnehmung, und diese Erfahrung verändert das Leben von uns beiden. Wenn Sie also das nächste Mal hören, wie Ihr Partner Geräusche von sich gibt, geben Sie ihm eine leise Antwort. Es wird vielleicht das erste Mal sein, dass er etwas hört, das sein Gehirn verstehen kann. Diese Vorgehensweise bietet einen sicheren Weg, der den Partner auf praktische Weise von den so gefürchteten autonomen Stürmen wegführt. Sowie das Gehirn nicht länger von allen Seiten von überwältigenden Sinneseindrücken bombardiert wird, kann es effektiver arbeiten und auf die äußere Welt reagieren, sowohl in emotionaler als auch funktionaler Hinsicht. Nun ist die Grundlage für ein gegenseitiges Kennenlernen geschaffen, und wir können unsere Zeit miteinander genießen.

Literatur und Hilfsmittel

Von Fachleuten

Ayres, A. J. (2002). *Bausteine der kindlichen Entwicklung: Die Bedeutung der Integration der Sinne für die Entwicklung des Kindes*. Heidelberg: Springer.

Blairs, S./Slater, S. (2007). The clinical application of deep touch therapy with a man with autism presenting with severe anxiety and challenging behaviour. In: *British Journal of Learning* Disabilities 35, 214-220.

Caldwell, P. (ohne Datum). *Can we talk? Getting in Touch with People with Severe Learning Disabilities who have Little or No Speech – and Whose Disability is Linked to Autistic Spectrum Disorder (ASD): A Handbook for Families and Carers*. Im Internet erhältlich unter URL: http://www.nwtdt.com/Archive/pdfs/Can%20we%20talk%20%28Revised%29.pdf [Stand 15. Januar 2013.] (Ein sehr einfaches, kostenloses Handout über Autismus und die Mimetische Interaktion.)

Caldwell, P. (ohne Datum). *Speak to me! A Simple Guide to Using Intensive Interaction to Get in Touch with Nonverbal Children and Adults who Have Severe Learning Difficulties and/or Autism*. Im Internet erhältlich unter URL: http://www.nwtdt.com/pdfs/SPEAK%20TO%20ME.pdf [Stand: 15. Januar 2013.] (Ein sehr einfaches, kostenloses Handout über Autismus und die Mimetische Interaktion.)

Caldwell, P. (2004). *Du weißt nicht, wie das ist! Wirkungsvolle Interaktion mit Menschen mit Störungen im autistischen Spektrum (SaS) und schweren Lernbehinderungen*. Weinheim und München: Juventa.

Caldwell, P. (2003). *Learning the Language: Building Relationships with People with Severe Learning Disabilities, Autistic Spectrum Disorder and Other Challenging Behaviours* [Lehrvideo]. Brighton: Pavilion.

Caldwell, P. (2004). *Crossing the Minefield: Establishing Safe Passage Through the Sensory Chaos of Autistic Spectrum Disorder*. Brighton: Pavilion.

Caldwell, P. (2005). *Finding You Finding Me: Using Intensive Interaction to*

Get in Touch with People whose Severe Learning Disabilities are Combined with Autistic Spectrum Disorder. London: Jessica Kingsley.

Caldwell, P. (2007). *Inspirations – Reaching Ricky* [Lehrvideo].

Caldwell, P./Horwood, J. (2007). *From Isolation to Intimacy: Making Friends without Words.* London: Jessica Kingsley.

Gillingham, G. (1995). *Autism: Handle with Care.* Arlington, TX: Future Horizons.

Happé, F./Ronald, A./Plomin, R. (2006). Time to give up on a single explanantion for autism. In: *Nature Neuroscience 9, 10,* 1218-1220.

Horwood, J. (2004). *Activities to Promote Sensory Integration in Children.* Broschüre erhältlich von Caverstede Early Years Centre, Caverstede Rd, Walton, Peterborough PE4 6EX, UK.

Horwood, J. (2006).*How to Become a Sensory Detective.* Broschüre erhältlich von: Caverstede Early Years Centre, Caverstede Rd, Walton, Peterborough PE4 6EX, UK.

Nind, M./Hewett, D. (2001). *A Practical Guide to Intensive Interaction.* Kidderminster: British Institute of Learning Disabilities.

Ramachandran, V. S. (2006): Broken mirrors: A theory of autism. In *Scientific American Special Issue Neuroscience 295, 5,* 39-45.

Von Menschen mit Autismus-Spektrum-Störungen

Blackburn, R. (2004). Flint NAS Seminar.

Gerland, G. (1998). *Ein richtiger Mensch sein: Autismus, das Leben von der anderen Seite.* Stuttgart: Freies Geistesleben.

Grandin, T. in Arnall, D./Peters, J. (1992). *A is for Autism.* London: Finetake Production for BBC Radio 4.

Jolliffe, T./Lansdowne, R./Robinson, C. (1992). Autism: A personal account. Communication 26, 3.

Lawson, W. (2003). *Build Your Own Life.* London: Jessica Kingsley.

Nazeer, K. (2006). *Send in the Idiots.* London: Bloomsbury.

Weekes, L. (o.J.) in *A Bridge of Voices.* Radiosendung mit Kindern, die über ihre Erfahrungen mit Autismus berichten, BBC Radio 4.

Williams, D. (1992). *Somebody Somewhere.* London: Doubleday. Dt. Ausgabe (2000): *Wenn Du mich liebst, bleibst du mir fern: Eine Autistin überwindet ihre Angst vor anderen Menschen.* Verlag Hoffmann und Campe.

Williams, D. (1995). *Jam-Jar.* Channel 4-Fernsehsendung. Glasgow: Fresh Film and Television.

Williams, D. (1996): *Autism. An Inside-Out Approach.* London: Jessica Kingsley.

Williams, D. (1998): *Like Colour to the Blind: Soul Searching and Soul Finding.* London: Jessica Kingsley.

Williams, D. (1999). *Nobody Nowhere: The Remarkable Autobiography of an Autistic Girl.* London: Jessica Kingsley Publishers. Dt. Ausgabe (2001): *Ich könnte verschwinden, wenn du mich berührst: Erinnerungen an eine autistische Kindheit. Hamburg:* Hoffmann und Campe.

Kontaktadressen für Irlen-Diagnostiker und -Brillengläser:

Webpage: www.irlen.eu/indeling.htm

Über die Autorinnen

Phoebe Caldwell arbeitet seit über 30 Jahren mit Menschen mit schweren Autismus-Spektrum-Störungen. Ursprünglich als Biologin ausgebildet, war sie zunächst in ergotherapeutischen Abteilungen mehrerer großer Krankenhäuser angestellt. Seit deren Schließung arbeitet sie freiberuflich und wird von sozialen Dienstleistern und Einrichtungen, Leistungserbringern medizinischer Dienstleistungen, Elterngruppen und Einzelpersonen angestellt – wo auch immer Schwierigkeiten bestehen, mit Menschen mit Autismus Kontakt aufzunehmen. Sie arbeitet hauptsächlich mit nichtsprechenden Menschen und manchmal auch mit Personen, die sprachliche und weitere Fähigkeiten besitzen. Über einen Zeitraum von vier Jahren hatte sie ein Stipendium der Joseph Rowntree-Stiftung. Ihr Supervisor war der Psychologe Geraint Ephraim, der eine Interaktionsmethode eingeführt hat, die auf der Körpersprache der betreuten Person basiert. Diese Methode ist als Mimetische Interaktion bekannt und wird weltweit angewendet. Bei diesem Ansatz entwickelt sich ein Dialog, der die ganze Aufmerksamkeit von sowohl der betreuten Person als auch der Betreuungsperson erfordert. Das Ziel ist, emotionale Beteiligung hervorzurufen und die Fähigkeit, Beziehungen aufzubauen, zu verbessern.

Jane Horwood ist eine pädiatrische Ergotherapeutin mit einem besonderen Interesse an der Methode der Sensorischen Integration[8]. Dieser Ansatz ist für Menschen hilfreich, deren Gehirn nicht in der Lage ist, Stimuli aus der äußeren Welt angemessen zu verarbeiten. Die Sensorische Integration gibt Einsicht darüber, wie das Gehirn die Sinneseindrücke verarbeitet und organisiert, um Informationen über den Körper und die Umwelt zu erhalten. Die Sensorische Integration kann einem Menschen helfen, seine Umwelt und Mitmenschen besser zu verstehen. Bei der Arbeit mit Kindern mit ASS ist es Janes Ziel, sensorische Interventionen einzuführen, die für das jeweilige Kind angenehm und bedeutungsvoll sind. Sie verwendet dabei verschiedene starke sensorische Sig-

8 Die Theorie der Sensorischen Integration wurde in den 1950er Jahren von Dr. A. Jean Ayres entwickelt. Ihre Arbeit wurde allerdings erst durch ihr Buch *Bausteine der kindlichen Entwicklung: Die Bedeutung der Integration der Sinne für die Entwicklung des Kindes,* 1979, weitläufig bekannt.

nale oder Reize, um Kindern ein Gefühl davon zu vermitteln, wo sie sich im [dreidimensionalen] Raum befinden und was um sie herum geschieht.